U0629793

血细胞形态学
案例分析

关明　庄文芳　蒋浩琴　主编

科学出版社

北京

内 容 简 介

　　本书系血细胞形态学参考书，内容包括血细胞概述及红细胞、白细胞和血小板相关案例86例，共四章。每个案例均包括患者病史、外周血涂片细胞形态特征图片及相应的实验室检查信息，并提出两个问题供读者进行鉴别诊断及思考。本书最后附有每个案例问题的答案及最终诊断。

　　本书血细胞形态学图片典型、清晰。本书以疾病案例图片为切入点，结合实验室检查、鉴别诊断等信息，重点突出，外周血细胞形态学特征检查于疾病诊治而言，不但具备一定的指导与参考价值，而且在特定情形下还有确认之用。本书可为读者在学习血细胞形态学知识的同时，结合相关实验室检查进一步引发思考，提升血细胞形态学的学习兴趣、临床综合思维和诊断分析能力。

　　本书主要适用于临床实验室技术人员，尤其是门急诊窗口及基层检验工作者，为患者及时明确诊断、获得救治赢得宝贵时间，也可供医学生、相关工作人员参阅。

图书在版编目（CIP）数据

血细胞形态学案例分析 / 关明，庄文芳，蒋浩琴主编 .
—北京：科学出版社，2025.3. —ISBN 978-7-03-081414-2

Ⅰ. R446.11

中国国家版本馆 CIP 数据核字第 20255AD883 号

责任编辑：闵　捷/责任校对：谭宏宇
责任印制：黄晓鸣/封面设计：殷　靓

科学出版社 出版
北京东黄城根北街16号
邮政编码：100717
http://www.sciencep.com
上海锦佳印刷有限公司印刷
科学出版社发行　各地新华书店经销
*
2025年3月第　一　版　　开本：889×1194　1/16
2025年3月第一次印刷　　印张：13 3/4
字数：370 000
定价：180.00元
（如有印装质量问题，我社负责调换）

《血细胞形态学案例分析》
编委会

- **主　编**

  关　明　庄文芳　蒋浩琴

- **主　审**

  陈风华　李　冬　李　敏

- **副主编**

  张　翠　宋　颖　王蓓丽

- **编　委**（按姓氏笔画排序）

  王　一（上海市杨浦区长白社区卫生服务中心）

  王　珏（上海市杨浦区江浦社区卫生服务中心）

  王永红（上海市杨浦区殷行社区卫生服务中心）

  王伟权（上海市杨浦区延吉社区卫生服务中心）

  王蓓丽（复旦大学附属中山医院）

  邓　萱（复旦大学附属华山医院）

  吉　萍（同济大学附属同济医院）

  朱易华（同济大学附属养志康复医院）

  伏　艺（上海市杨浦区控江社区卫生服务中心）

  庄文芳（上海理工大学附属市东医院）

  关　明（复旦大学附属华山医院）

  李朱萌（上海理工大学附属市东医院）

杨雪松 (上海市杨浦区五角场社区卫生服务中心)

吴　婧 (上海交通大学医学院附属瑞金医院血液研究所)

沈　磊 (上海市杨浦区大桥社区卫生服务中心)

宋　颖 (上海市临床检验中心)

宋张隽 (上海市杨浦区新江湾城社区卫生服务中心)

张　翠 (上海理工大学附属市东医院)

张敏珏 (上海市杨浦区定海社区卫生服务中心)

罗佳臻 (上海市杨浦区定海社区卫生服务中心)

姜爱娟 (上海理工大学附属市东医院)

顾　虹 (上海市杨浦区长海社区卫生服务中心)

徐倩倩 (复旦大学附属华山医院)

殷德华 (上海市杨浦区平凉社区卫生服务中心)

阎霞蓉 (上海市杨浦区四平社区卫生服务中心)

蒋浩琴 (复旦大学附属华山医院)

程子恩 (上海理工大学附属市东医院)

序

　　为了全面推进健康中国建设，加强"十四五"规划的贯彻落实，上海市卫生健康委员会鼓励医疗联合体内二级以上医院与基层医疗卫生机构建立协作关系，实现医疗资源共享，共同推进区域内检验医学服务的协同发展和优质发展。检验医学的目的是探索和应用准确、经济、简便的检查检验手段，协助临床医生进行疾病的诊断，研究疾病的发生、发展规律，防病治病，减除患者疾苦。自十七世纪开启显微镜时代以来，显微镜的应用奠定了人体疾病的细胞论基础，细胞形态学检查不仅是疾病筛查的重要手段，而且是血液系统疾病（如恶性肿瘤）、感染性疾病（如寄生虫感染）等诊断和鉴别诊断的依据，有时甚至是疾病诊断的"金标准"。

　　由关明、庄文芳、蒋浩琴等编写的《血细胞形态学案例分析》一书，以图谱的形式介绍正常和异常血液细胞的形态，无论对检验医学初学者、临床检验技术人员还是临床血液科医师均可将其视为教科书的补充，宜与相关教科书一起使用。对于正在接受血液形态学和血液学培训、再培训的医务人员来说，该书也是一份非常宝贵的资源，不仅采用图谱形式详细、全面地介绍了血细胞生成、成熟规律和发育演变，而且介绍了常见红细胞、白细胞、血小板的异常形态，特别是各种案例的介绍，既体现了检验医学的形态学技术要求和能力，又体现了检验医学的临床要求和能力，是一本反映当代上海检验医学水平的高质量形态学著作。

　　该书并非一本详尽的血细胞形态学诊断手册，虽不追求面面俱到，但是精选了临床实践中基础且关键的内容。书中以简洁的方式呈现每一个案例，每张显微镜下的照片和每段文字都经过精心挑选，去除了所有非必要的信息，保留了血细胞形态学专家认为最关键的部分，目的是帮助读者集中注意力于重要的显微镜下特征，同时又能与临床诊断相关联，是一本从入门级到专业级人员都能使用的重要参考工具书。

上海市临床检验中心

2025 年 1 月

前　言

　　临床检验人员只有通过对真实案例的分析和思考，才能掌握血细胞形态学知识，并学以致用，为临床医生提供具有启发性的、更有用的信息，这也是学习血细胞形态学知识的真正目的。基于此，我们编写了这本集血细胞形态学的检查技术和临床案例于一体的参考书——《血细胞形态学案例分析》。

　　本书第一章介绍血细胞的生成、成熟规律及发育演变。第二～四章精心挑选了86个血液学案例，病种包括红细胞、白细胞和血小板相关疾病，患者年龄覆盖所有年龄组。每个案例均包括血液分析仪检验结果，精选最能反映该病例特征的显微镜下图片，以及在这些证据基础上读者应考虑到的鉴别诊断要点，最后提出2个问题，让读者思考还需要进一步进行哪些检查以做出最终诊断。每个案例的编排都符合临床实际工作中信息获取和思考的流程。例如，案例29的患者是1名头晕不适，伴乏力的74岁男性，血液分析仪检验结果和血涂片提示患者早幼粒细胞异常。案例最后提出诊断思路，进一步检测患者凝血功能，以得出明确结果或最终诊断。急性早幼粒细胞白血病最显著的临床表现为出血倾向，偶有血栓引起的突然失明和血管栓塞表现，是患者死亡的主要原因，因此，外周血涂片见异常早幼粒细胞应立即通知医生申请D-二聚体检测。本书书末附有所有案例提问的答案，包括每个案例的鉴别诊断、进一步检查项目和最终诊断。通过对每个案例的仔细研究，读者能够进一步把血细胞形态学知识与临床实践融会贯通，因此本书对学生、检验人员和临床医生都能起到开卷有益效果。尤其对血液学专业的同仁来说，本书本身就是一份宝贵的资源。

　　最后，感谢朱楠老师为第一章绘制了图1-1～图1-4。

　　由于编写时间紧迫，本书如有不当之处，欢迎广大读者批评指正。

复旦大学附属华山医院检验医学科

2025年1月

本书所使用的缩略语

英文缩写	英文全称	中文全称
Abl1	Abelson murine leukaemia viral oncogene homolog 1	Abelson 鼠白血病病毒致癌基因同源物 1
ALL	acute lymphoblastic leukemia	急性淋巴细胞白血病
ALP	alkaline phosphatase	碱性磷酸酶
ALT	alanine amiotransferase	丙氨酸氨基转移酶
AML	acute myelogenous leukemia	急性髓系白血病
APL	acute promyelocytic leukemia	急性早幼粒细胞白血病
APTT	activated partial thromboplastin time	活化部分凝血活酶时间
AST	aspartate transaminase	天冬氨酸转氨酶
Bcr	breakpoint cluster region	断裂点丛集区
cCD	cytoplasmic cluster of differentiation	胞质分化群
CD	cluster of differentiation	分化群
CLL/SLL	chronic lymphocytic leukaemia/small lymphocytic lymphoma	慢性淋巴细胞白血病／小淋巴细胞淋巴瘤
CML	chronic myelogenous leukemia	慢性髓细胞性白血病
CMML	chronic myelomonocytic leukemia	慢性粒-单核细胞白血病
Cr	creatinine	肌酐
D-D	D-dimer	D-二聚体
DIC	disseminated intravascular coagulation	弥散性血管内凝血
EDTA	ethylenediamine tetraacetic acid	乙二胺四乙酸
EGR1	recombinant early growth response protein 1	早期生长应答因子 1 重组蛋白
ET	essential thrombocythemia	原发性血小板增多症
FDP	fibrinogen degra-dation products	纤维蛋白降解产物
FIB	fibrinogen	纤维蛋白原
G6PD	glucose-6-phosphate dehydrogenase	葡萄糖 -6- 磷酸脱氢酶
GGT	γ-glutamyl transferase	γ- 谷氨酰转移酶

英文缩写	英文全称	中文全称
Hb	hemoglobin	血红蛋白
HbA	hemoglobin A	血红蛋白A
HbA$_1$	hemoglobin A$_1$	血红蛋白A$_1$
HbA$_2$	hemoglobin A$_2$	血红蛋白A$_2$
HbF	hemoglobin F	血红蛋白F
HCT	hematocrit	血细胞比容
HCL	hairy cell leukemia	毛细胞白血病
HLA	human leukocyte antigen	人类白细胞抗原
IgG	immunoglobulin G	免疫球蛋白G
IgM	immunoglobulin M	免疫球蛋白M
IGH	IgG heavy chain Locus	免疫球蛋白重链
IGHV	human immunoglobulin heavy chain variable region	人免疫球蛋白重链可变区
IM	infectious mononucleosis	传染性单核细胞增多症
ITP	immune thrombocytopenia	免疫性血小板减少症
LPL	lymphoplasmacytic lymphoma	淋巴浆细胞性淋巴瘤
MCH	mean corpuscular hemoglobin	平均红细胞血红蛋白含量
MCV	mean corpuscular volume	平均红细胞体积
MCHC	mean corpuscular hemoglobin concentration	平均红细胞血红蛋白浓度
MDS	myelodysplastic syndrome	骨髓增生异常综合征
MDS-biTP53	myelodysplastic syndromes with biallelic TP53 mutation	骨髓增生异常综合征伴双等位基因*TP53*突变
MDS-IB1	myelodysplastic syndrome with increased blasts 1	骨髓增生异常综合征伴原始细胞增多1
MDS-LB	myelodysplastic syndrome with low blasts	骨髓增生异常综合征伴低原始细胞
MDS-SF3B1	myelodysplastic syndrome SF3B1 mutation	骨髓增生异常综合征伴*SF3B1*突变
MM	multiple myeloma	多发性骨髓瘤
MPN	myeloproliferative neoplasm	骨髓增殖性肿瘤
MPN-U	myeloproliferative neoplasm-unclassifiable	骨髓增殖性肿瘤－未分类
NAP	neutrophil alkaline phosphatase	中性粒细胞碱性磷酸酶
PAS	periodic acid-Schiff staining	过碘酸希夫染色
PCT	procalcitonin	降钙素原
PLT	platelet	血小板
PML	recombinant promyelocytic leukemia protein	早幼粒细胞白血病蛋白
POX	peroxidase	过氧化物酶

英文缩写	英文全称	中文全称
PRCA	pure red cell aplasia	纯红细胞再生障碍
PT	prothrombin time	凝血酶原时间
PV	polycythemia vera	真性红细胞增多症
IL-6	interleukin-6	白细胞介素-6
INR	international normalized ratio	国际标准化比值
inv	inversion	倒位
RBC	red blood cell	红细胞
RDW	red cell volume distribution width	红细胞体积分布宽度
RDW-CV	coefficient of variation of RDW	红细胞体积分布宽度变异系数
RDW-SD	standard deviation of RDW	红细胞体积分布宽度标准差
SIgM	surface immunoglobulin M	表面免疫球蛋白M
TCR	T-cell receptor	T细胞受体
TT	thrombin time	凝血酶时间
WBC	white blood cell	白细胞
urea	ureanitrogen	尿素

目　录

第一章　血细胞概述

一、血细胞的生成

正常人体血细胞生成可分为胚胎与胎儿期造血及出生后的骨髓造血两个阶段。

（一）胚胎与胎儿期造血

胚胎造血可分为3个时期（表1-1），依次为中胚叶、肝脏及骨髓造血期。

1. 中胚叶造血期　卵黄囊是最先出现的造血地点。约在胚胎第19天就可以看到卵黄囊壁上的中胚层间质细胞（mesenchymal cell）开始分化聚集成细胞团，称为血岛（blood island）。最初的血岛是实心的细胞团，血岛周边部分的间质细胞分化为扁平的内皮细胞，逐渐发育形成原始的血管壁；血岛中央部分的细胞逐渐游离下来，形成最早的造血干细胞。最初的原始血细胞为原红样细胞，其分化能力有限，仅仅能够产生类似巨幼样的原始红细胞，不能分化发育为成熟红细胞，细胞内含有胚胎期Hb-Gower 1，称为第一代巨幼红细胞。约在第7周，红细胞形态才趋于正常，并相继产生另外两种胚胎期Hb-Gower 2和Hb-Portland，血岛内不含有粒细胞和巨核细胞。随着胚胎的发育，原始血细胞随血液大量迁移到肝、脾和淋巴组织等部位，在适宜的微环境中发生增殖、分化。至胚胎第6周，卵黄囊的造血功能逐渐退化，由肝脏和脾脏取代其继续进行造血。

2. 肝脏造血期　在胚胎第2～5个月，造血逐渐转到肝脏、脾脏。在肝上皮细胞与血管内皮细胞之间有散在的间质细胞，它们不但能分化为初级的原始红细胞，而且能分化为次级原始红细胞（definitive erythroblast）。这些细胞逐渐发育为成熟的红细胞，经血窦进入血液。这时，在幼红细胞中所合成的血红蛋白则为HbF，还有少量的HbA$_1$、HbA$_2$。在胎儿第3个月左右，脾脏也短暂参加造血，主要生成红细胞、粒细胞、淋巴细胞及单核细胞。在第5个月之后，脾脏造血机能渐减退，仅制造淋巴细胞。

3. 骨髓造血期　自第4个月起，在胎儿的胫、股等管状骨的原始髓腔内，骨小梁的静脉窦附近开始制造幼红细胞，而离静脉窦较远处制造粒细胞。随着胎儿的发育，幼红细胞的造血灶离开骨小梁表面，与邻近的白细胞造血灶一起混合增生，同时还制造巨核细胞。从第4个月起，胸腺及淋巴结也开始出现造血活动。胸腺生成淋巴细胞，到出生后仍保持此功能。淋巴结则生成淋巴细胞和浆细胞，早期也参与制造红细胞的活动。由此可见，到了妊娠后期，胎儿的骨髓造血活动已明显活跃起来。

表1-1　胚胎与胎儿期的三个造血期

造血期	胚胎月数	造血地点
中胚叶造血期	0～2个月	卵黄囊
肝脏造血期	2～5个月	肝脏
	3～5个月	肝脏、脾脏
骨髓造血期	4个月以后	骨髓

（二）出生后的骨髓造血

出生后自幼儿至成人，骨髓造血经历了一定的变化。从新生儿到4岁的幼儿，全身骨髓具有活跃的造血功能。5～7岁时，在管状骨的造血细胞之间开始出现脂肪细胞。随着年龄的增长，管状骨中红骨髓的范围逐渐减少，脂肪组织逐渐增多，骨髓变为黄色，称为黄骨髓。黄骨髓中虽已不再造血，但仍保留有潜在的造血功能。在18～20岁，红骨髓仅局限于颅骨、胸骨、脊椎、髂骨等扁平骨以及肱骨与股骨的近端。红骨髓约占骨髓总量的一半。以后红骨髓的造血活动持续终身，但其活跃程度可随年龄的增长而稍有减少（表1-2）。

表1-2　出生后的骨髓造血

年龄（岁）	造血特点
0～4	全身骨髓具有活跃的造血功能
5～7	管状骨中红骨髓的范围逐渐减少，脂肪组织逐渐增多，骨髓变为黄色，称为黄骨髓。黄骨髓中虽已不再造血，但仍保留有潜在的造血功能
18～20	红骨髓仅局限于颅骨、胸骨、脊椎、髂骨等扁平骨以及肱骨与股骨的近端，红骨髓约占骨髓总量的一半。以后红骨髓的造血活动持续终身，但其活跃程度可随年龄的增长而稍有减少

此外，出生后血红蛋白也经历了一定改变，HbF逐渐减少，HbA逐渐增多。到出生6个月以后，主要为HbA，仅有少量HbA_2及HbF，接近成人的血红蛋白成分。

二、血细胞的成熟规律及发育演变过程

（一）血细胞的成熟规律

外周血中的有形成分包括红细胞、白细胞和血小板，这些细胞分别在细胞代谢、防御和止血等方面起重要的作用。血细胞的发育是连续性的，根据发育过程中细胞的功能和形态特点大致可分为3个阶段，即由多能干细胞池进入定向干细胞池，然后进入形态学可辨认细胞池。在这一发育过程中，细胞要经过一系列的增殖、分化和成熟，变为具有特定功能的终末细胞，最后释放到血液中成为循环血细胞。

血细胞从原始到成熟的发育过程中，有一定的规律性，这些规律对于辨识血细胞是非常必要的。以红细胞为例，展示了血细胞、胞质、胞核的成熟规律见图1-1～图1-3。

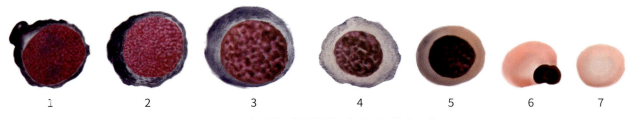

图1-1　血细胞成熟规律（以红细胞为例）

1.原始红细胞；2.早幼红细胞；3.中幼红细胞早期；4.中幼红细胞中期；5.中幼红细胞晚期；6.晚幼红细胞；7.成熟（无核）红细胞

图1-2　胞质成熟规律（以红细胞为例）：深蓝 → 橘红

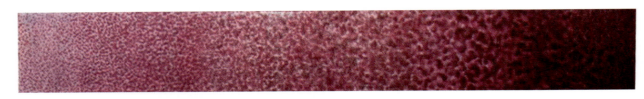

图1-3　胞核的成熟规律（以红细胞为例）：细致 → 粗糙

（二）血细胞的发育演变过程

1.细胞体积　随着血细胞的发育成熟，胞体逐渐由大变小。但巨核系细胞体积通常由小变大，早幼粒细胞较原粒细胞稍大。胞体大小变化的同时也常发生形态变化，如巨核细胞、单核细胞、浆细胞，从圆形或椭圆形变为不规则形。

2.胞质

（1）量：由少逐渐增多，但小淋巴细胞变化不大。

（2）染色：胞质嗜碱性由强变弱，红细胞系最终变为橘红色。

（3）颗粒：无颗粒（原始细胞）→嗜天青颗粒（早幼粒细胞）→特异性颗粒（中性、嗜酸性和嗜碱性颗粒）。但胞质内一般无颗粒。

3.胞核

（1）大小：由大变小，由规则变为不规则，甚至分叶，但巨核系胞核由小变大，红系胞核由大变小，核形规则而最终消失。

（2）染色质：由细致疏松逐渐变为粗糙、致密或凝集成块，着色由浅变深。

（3）核仁：由有到无，从清晰逐渐变为模糊不清，最后消失。

（4）核膜：由不明显变为明显。

4.核质比　由大变小，即由核大质少到核小质多。小淋巴细胞的核质比仍较大。

血细胞发育演变过程可参考图1-4。

三、红细胞

红细胞是外周血中数量最多的有形成分，也是最容易识别的细胞，正常情况下均为成熟红细胞。正常成熟红细胞形态为双凹圆盘状，经瑞氏染色后，显微镜下呈淡粉红色或琥珀色，可见中央1/3生理性淡染区，胞质内无胞核，无任何杂质、颗粒及包涵体，直径为6～9 μm，平均直径为7.2 μm，平均红细胞体积（MCV）为80～100 fL。正常红细胞在外周血中的平均寿命约为120天，衰老的红细胞主要在脾脏破坏，分解为铁蛋白、珠蛋白和胆红素。

（一）有核红细胞

1.原始红细胞　原始红细胞直径15～25 μm，为幼稚红细胞类中体积最大的，圆形或椭圆形，边缘常有瘤状突起，胞核呈圆形，居中或稍偏于一侧，核染色质呈紫红色颗粒状，核仁1～3个，大小不一，呈浅蓝色，边界不清楚，胞质量稍多，深蓝色且不透明，有油画蓝感，在核周围常形成淡染区（即核周胞质色浅甚至无色）；胞质中无颗粒，但因核糖核酸丰富、自行聚集而常使胞质呈蓝色假颗粒状。

2.早幼红细胞　早幼红细胞直径10～25 μm，圆形或椭圆形，胞核呈圆形，居中或稍偏位，核染色质浓集呈粗颗粒状，甚至小块状，核仁模糊或消失。胞质量略增多，不透明蓝色或深蓝色，无颗粒，瘤状突起及核周淡染区仍可见。

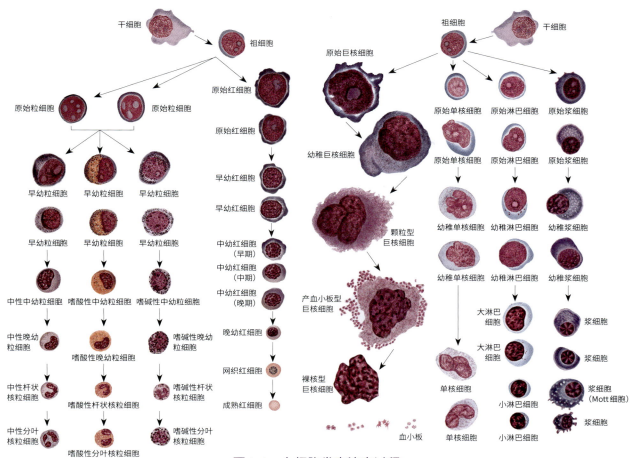

图1-4 血细胞发育演变过程

3. 中幼红细胞 中幼红细胞直径8～15 μm，圆形，胞核呈圆形、居中，占细胞的1/2，核染色质凝聚呈深紫红色索条状或块状，其副染色质明显、较透亮，宛如打碎墨砚感，核仁完全消失。胞质量多、无颗粒，由于血红蛋白形成逐渐增多而嗜碱性物质逐渐减少，胞质呈不同程度的嗜多色性（蓝灰色、灰红色）。

4. 晚幼红细胞 晚幼红细胞直径7～10 μm，圆形，胞核呈圆形，居中或偏位，占细胞1/2以下，核染色质聚集呈数个大块或紫黑色团块状（称为碳核），副染色质可见或消失，有时胞核碎裂或正处在脱核状态，胞质量多，淡红色或灰红色，无颗粒。

（二）红细胞大小和染色异常

红细胞大小和染色异常主要指红细胞直径、体积大小异常，以及红细胞内血红蛋白含量的改变导致的染色异常。

1. 大红细胞 细胞直径＞10 μm（MCV＞100 fL），呈圆形或椭圆形，常见于巨幼细胞贫血、溶血性贫血、肝病、骨髓异常增生综合征（MDS）、脾脏切除术后的患者等。

2. 小红细胞 细胞直径＜6 μm（MCV＜80 fL），常见于缺铁性贫血、地中海贫血、严重脱水等。

3. 红细胞大小不均 红细胞大小相差一倍以上，非特异性改变，常见于严重的增生性贫血、缺铁性贫血、溶血性贫血，以及贫血治疗过程中等。

4.低色素性红细胞　红细胞染色变浅，中央淡染区增加（＞细胞直径1/3），严重时仅可见红细胞边缘有着色，常见于缺铁性贫血、地中海贫血、铁粒幼细胞贫血、血红蛋白病等。

5.嗜多色性红细胞　由于红细胞未发育成熟而残留核糖体RNA，经瑞氏染色后红细胞呈略带粉红的蓝灰色，体积通常较大，嗜多色性红细胞增多提示骨髓红细胞系统增生旺盛，常见于溶血性贫血，补血剂治疗后、红白血病等。

6.双相红细胞　在同一血涂片上，存在两个截然不同的红细胞群，常见于输血后、铁粒幼红细胞贫血、MDS等。

（三）红细胞形态改变

红细胞形态改变指红细胞由于细胞膜或外形结构发生改变，表现出红细胞形态异常。

1.椭圆形和卵圆形红细胞　红细胞呈椭圆形（长轴大于短轴两倍以上）、卵圆形（长轴小于短轴的两倍），此类红细胞中央淡染区仍存在，伴卵圆形或椭圆形的改变，增多常见于遗传性椭圆形红细胞增多症、缺铁性贫血、巨幼细胞贫血等。

2.泪滴形红细胞　红细胞呈梨形或泪滴形。增多可见于骨髓纤维化、恶性贫血、溶血性贫血、髓外造血等，正常人偶见，常小于4%，制片不当也可导致泪滴形红细胞增多，但其尾部会指向同一方向，须与病理性进行区分。

3.球形红细胞　由于红细胞骨架和膜异常或红细胞膜直接破坏，使红细胞形态发生改变，该类红细胞直径通常＜6.5 μm，厚度增加、染色较深且偏球形，缺乏中心淡染区。球形红细胞增多可见于遗传性球形红细胞增多症、ABO及温抗体型自身免疫性溶血性贫血、产气荚膜梭菌败血症、烧伤等。

4.靶形红细胞　红细胞中心染色增强，边缘与中心部位之间的区域则出现淡染区，形如射击之靶，增多常见于肝病、血红蛋白病、地中海贫血脾切除术后、阻塞性黄疸等。人为因素也可造成靶形红细胞增多，如在潮湿环境中缓慢干燥的血涂片、EDTA抗凝剂过量。

5.口形红细胞　红细胞中央淡染区呈裂口样、扁平状改变，形似张开的嘴巴，增多可见于酒精中毒、肝病、遗传性口形红细胞增多症、植物固醇血症、某些贫血等，人为因素也可造成口形红细胞增多，如血涂片在潮湿环境中干燥缓慢。

6.刺红细胞/锯齿形红细胞　红细胞边缘有10～30个相当规则的、短的、钝或尖的突出，周边呈锯齿形改变，锯齿排列紧密且分布较均匀。多为人为因素或外部因素造成（血涂片干燥缓慢、涂片较厚、血液标本陈旧、载玻片异常），病理性增多可见于肝肾疾病、丙酮酸激酶缺乏症等。

7.棘形红细胞　棘形红细胞与正常红细胞相比体积较小，呈高色素性，中央淡染区较不明显，边缘有2～20个不同形状且不规则间隔的突起或针刺，应注意与刺红细胞进行区分，多见于肝病、维生素E缺乏、脾切术后、无β脂蛋白血症、麦克劳德综合征（McLeod syndrome）等。

8.裂红细胞　为红细胞碎片或不完整红细胞，该类细胞大小不一、不规则形、异形性明显，可有尖角和直边、盔形、小新月形、三角形等，多为血液循环中外在机械损伤，正常人外周血涂片中裂红细胞小于1%。裂红细胞增多常见于微血管病溶血性贫血、血栓性血小板减少性紫癜、DIC、溶血性尿毒症综合征、肾病等。

9.镰状细胞　红细胞外形两端呈尖的薄新月形或镰刀形，长度通常大于10 μm，红细胞变形的主要原因是含有异常血红蛋白S，在缺氧情况下溶解度减低，形成长形或尖形结晶体，使细胞膜发生变形。增多常见于镰状细胞贫血。

10.咬痕细胞　红细胞边缘出现一个或多个弧形缺失（似被咬掉），这种被咬掉的部分是脾脏清除变形的血红蛋白海因小体所致。增多常见于G6PD缺乏症、脾脏切除前的不稳定血红蛋白病、珠蛋白生成障碍性贫血等。

11. 水泡细胞 红细胞内血红蛋白聚集在细胞一侧，另一侧仅留有一层薄膜，膜下包含不易着色的"大液泡"，常见于G6PD缺乏症、微血管病性溶血性贫血、镰状细胞贫血等。

12. 不规则收缩红细胞 不规则收缩红细胞是较小、较致密的红细胞，缺乏中央苍白区，但不是规则的球形红细胞。常见于G6PD缺乏症、血红蛋白病等。

（四）红细胞分布和排列异常

1. 红细胞凝集 血涂片上红细胞出现不规则聚集，呈葡萄状集簇，常由血中存在冷反应性抗红细胞抗体所致，常见于支原体肺炎、冷凝集素综合征、传染性单核细胞增多症、自身免疫性溶血性贫血等。

2. 红细胞缗钱状形成 血涂片中红细胞沿长轴一个个相连，如一串缗钱状。血浆某些蛋白浓度高，尤其是纤维蛋白原和球蛋白增高时，可改变红细胞膜正负电荷性，使红细胞互相粘连。提示血液黏度升高，多见于多发性骨髓瘤、巨球蛋白血症等。

（五）红细胞内含物异常

1. 嗜碱性点彩红细胞 在瑞氏染色时，成熟红细胞或幼红细胞胞质内，出现大小、形状不一的深蓝色点状颗粒，是由于胞质中的核糖体异常聚集变形所致，表示红细胞系统生成旺盛但有紊乱现象，多见于铅中毒、血红蛋白病、地中海贫血、异常血红素合成等。

2. 豪-乔小体 豪-乔小体（Howell-Jolly body）指红细胞或有核红细胞内，含一个至数个直径为1～2 μm、无任何结构、暗紫红色圆形小球，为细胞分裂过程中出现的一种异常染色质，也可能是核碎裂或溶解后所剩核残余部分，多见于脾切除术后、无脾症、脾萎缩、脾功能低下、红白血病和某些贫血，尤其是巨幼细胞贫血时。

3. 帕彭海姆小体 帕彭海姆小体（Pappenheimer body）指红细胞内铁蛋白的聚集体，血涂片经瑞氏染色后可见多个大小、形态和分布不一的嗜碱性内含物，直径小于1 μm，铁染色（普鲁士蓝染色）阳性，多见于铁粒幼细胞贫血、血红蛋白病、脾功能减退等。

4. 卡波环 卡波环（Cabot ring）是指红细胞或有核红细胞胞质内，出现由紫红色的细丝或线条组成的环状、扭曲成8字或卵圆形的环，其大小不一、粗细不一，可能是核膜或纺锤体的残余物，也可能是胞质中脂蛋白变性所致。出现卡波环表示核分裂异常，常与豪-乔小体同时存在。多见于巨幼细胞贫血、恶性贫血、溶血性贫血、铅中毒、白血病、脾切除术后等。

5. 寄生虫 红细胞内常见寄生虫为疟原虫，疟原虫应进行鉴定种类并报告。巴贝西虫也可寄生于红细胞内，须与疟原虫相鉴别。

四、白细胞

白细胞是外周血中的有核细胞，正常情况下均为成熟血细胞。各类白细胞均参与机体的防御功能。白细胞所具有的变形、游走、趋化、吞噬和分泌等特性是执行防御功能的生理基础。

（一）粒细胞

1. 原始粒细胞 胞体直径10～20 μm，圆形或类圆形；胞核较大，圆形或类圆形，居中或略偏位；核染色质细颗粒状，排列均匀，平坦如一层薄纱，无浓集；核仁2～5个，较小，清楚，呈淡蓝色。胞质较少，呈蓝色或深蓝色，绕于核周，有时在近核处浆色较淡，颗粒无或有少许细小颗粒。

2. 早幼粒细胞　胞体直径12～25 μm，较原始粒细胞大，圆形或椭圆形；胞核大，圆形、椭圆形或一侧微凹陷，核常偏一侧；核染色质开始聚集，较原始粒细胞粗，核仁常清晰可见。胞质多或较多，呈蓝色或深蓝色，胞质内含数量不等、大小不一、形态不一、紫红色的非特异性颗粒，其颗粒分布不均匀，常近核一侧先出现，也有少许覆盖在核上。有时在早幼粒细胞中央近核处有高尔基体发育的透亮区，呈淡蓝色或无色，称为初浆。

3. 中性中幼粒细胞　胞体直径10～20 μm，圆形。胞核呈椭圆形、一侧开始偏平或略凹陷，其凹陷程度/假设圆形核直径之比小于1/2，核常偏于一侧，占胞体直径的1/2～2/3，核染色质聚集呈索块状，核仁常无。胞质多，呈蓝色、淡蓝色，内含中等量细小、大小较一致、分布密集的中性颗粒，呈淡红色或淡紫红色，中性颗粒常在近核处先出现，而非特异性颗粒常分布在细胞边缘区域，由于中性颗粒非常细小，在普通显微镜下不易看清中性颗粒大小及形态，因此在中性中幼粒细胞胞质中常只能在近核处看到浅红色区域。

4. 中性晚幼粒细胞　胞体呈圆形或椭圆形，胞体直径10～16 μm。胞核缩小显著，约占细胞体积的1/2以下，常偏位一侧，核凹陷（核凹陷程度＜假象核直径的一半）呈肾形、马蹄形或半月形。核染色质呈致密块状，并出现副染色质（团块间隙），核仁消失。胞质丰富，含许多细小均匀的特异性颗粒，非特异性颗粒少或无，胞质呈灰粉色或粉红色。

5. 中性杆状核粒细胞　直径10～15 μm，圆形或类圆形，胞核呈深凹陷U形、杆状，染色质聚集粗块状，副染色质明显，胞质多，呈粉红色，含有许多细小的特异性颗粒。

6. 中性分叶核粒细胞　直径12～14 μm，圆形或类圆形，胞核呈分叶状，常分为3～5叶，叶与叶之间有细丝相连或全断开，核染色质浓集呈粗的深紫红色小块状；胞质丰富，内含淡红色均匀细小颗粒。

7. 嗜酸性粒细胞　直径11～16 μm，圆形或类圆形，胞质内含粗大圆形、分布均匀的橘红色嗜酸性颗粒，胞核可呈分叶或杆状，其余特征同中性粒细胞。增多常见于过敏性疾病、寄生虫病、皮肤病、嗜酸性粒细胞白血病等。

8. 嗜碱性粒细胞　直径10～14 μm，类圆形，胞核多为2叶，胞质存在分布不均、明显粗大的蓝黑色嗜碱性颗粒，常覆于胞核上。

（二）单核细胞

1. 原始单核细胞　直径14～25 μm，圆形、椭圆形或不规则形，常有伪足，胞核较大，圆形、椭圆形或不规则形，占整个细胞80%。核染色质纤细疏松，交织呈丝网状，结构不清晰，有起伏不平感、薄而无厚实感，瑞氏染色呈淡紫红色，核膜不清，核仁1～3个（多为1个），较大、清楚。胞质丰富，呈淡蓝或灰蓝色，不透明，似毛玻璃状，边缘轮廓不大清楚。

2. 幼稚单核细胞　直径15～25 μm，圆形或不规则形，较原始单核细胞偏大，胞核圆形或不规则形，呈折叠扭曲状，有凹陷或切迹，核染色质较原始单核细胞粗糙，呈粗丝条状，排列成疏松网状，有凹凸起伏不平感，瑞氏染色呈紫红色，核膜不清，核仁模糊或消失。胞质丰富，呈淡蓝或灰蓝色，不透明，似毛玻璃状，边缘轮廓不大清楚，浆内可见粉尘样细小紫红色天青胺蓝颗粒。

3. 成熟单核细胞　直径12～20 μm，圆形或不规则形，常可见钝伪足，胞核形态不规则，常呈肾形、马蹄形、"S"形、分叶形、笔架形并有明显的扭曲折叠，核染色质较幼稚单核细胞粗糙，疏松呈丝网状或索条状，核仁消失，胞质量多，呈灰蓝色，半透明如毛玻璃样，边缘轮廓不大清楚，浆内可见更多细小、分散均匀的灰尘样紫红色天青胺蓝颗粒，有时偶见空泡。

（三）淋巴细胞

1. 原始淋巴细胞　直径 10 ～ 18 μm，圆形或类圆形，胞核较大，圆形或类圆形，位于中央或稍偏于一侧，核染色质呈颗粒状，但比原始粒细胞稍粗，排列紧密分布较均匀，有明显厚实感，核膜浓厚，界限清楚。核仁多为 1 ～ 2 个，呈淡蓝色，由于其周围的染色质浓染呈围堤状而常清晰易见。胞质极少，呈淡蓝色透明，环核周围着色较淡有一亮带。

2. 幼稚淋巴细胞　直径 10 ～ 16 μm，圆形或椭圆形，胞核圆形或类圆形，偶有小的凹陷，核染色质呈颗粒状，较原始淋巴细胞更浓密，核膜浓厚，核仁模糊或消失，胞质较少，呈天蓝色清晰透明，偶见少许深染紫红色天青胺蓝颗粒。

3. 小淋巴细胞　直径 6 ～ 9 μm，圆形，胞核圆形，或有小切迹，核染色质聚集紧密，呈大块状、深紫红色，正副染色质不清，核仁消失，胞质量极少，颇似裸核，如可见，呈透明天蓝色，一般无颗粒。

4. 大淋巴细胞　直径 12 ～ 15 μm，圆形或类圆形，胞核圆形，稍偏于一侧，核染色质排列紧密而均匀，呈深紫红色，正副染色质结构不清，核仁消失，胞质较多，呈清澈的淡蓝色，可有少量大小不等紫红色的天青胺蓝颗粒，有环核带，胞核、胞质界限清楚。

5. 反应性淋巴细胞（又名异型淋巴细胞）　胞体较大，直径 10 ～ 30 μm，形变显著，胞核呈圆形或不规则状，胞质丰富，边缘不规则，嗜碱性增强，含少数空泡或嗜天青颗粒，呈特征性胞质边缘深染。

（四）浆细胞

1. 原始浆细胞　直径 15 ～ 25 μm，圆形或椭圆形，胞核圆形，占细胞 2/3 以上，居中或偏位，核染色质呈粗颗粒网状、紫红色，核仁 2 ～ 5 个，较不明显，有时很大。胞质量多，比其他原始血细胞的浆量多，呈深蓝色不透明，边缘更深，近核处色淡，多无颗粒。

2. 幼稚浆细胞　直径 12 ～ 16 μm，圆形或椭圆形，胞核圆形或椭圆形，占细胞的 1/2，居中或偏位，核染色质开始聚集成点块状，较原始浆细胞粗糙紧密，但尚无车轮状结构，呈深紫红色，核仁基本消失，有时隐约可见 1 ～ 2 个核仁残迹，胞质量多，呈深蓝色，不透明，通常近核处有淡染区，有时可有空泡及少数天青胺蓝颗粒。

3. 浆细胞　直径 8 ～ 15 μm，圆形或椭圆形，胞体大小不一，小者与小淋巴细胞相仿，胞核明显缩小，圆形，可占细胞 1/3 以下，偏于细胞一侧，核染色质浓密成块，常排列成车轮状、龟背样，有时看不清结构，核仁消失，胞质丰富，呈蓝色或红蓝相混的紫蓝色，有泡沫感，核的外侧常有明显的淡染区，浆内常有小空泡，偶见少数天青胺蓝颗粒。

五、血小板

血小板是外周血中体积最小的细胞。正常血小板直径仅 2 ～ 4 μm，双面微凸圆盘状，多呈星形、椭圆形、逗点状。胞质呈浅蓝色或淡红色，中心部位有细小紫红色颗粒，但无胞核，正常血小板数量判断：15 ～ 20 个红细胞对应 1 个血小板。

血小板异常包括：①大小异常：小血小板直径小于 2 μm，大血小板直径 5 ～ 7 μm，巨血小板直径 > 7.5 μm，大于一般红细胞直径，超巨血小板直径大于 20 μm。②形态异常：畸形血小板可呈花生形、蝌蚪形、长轴形、蛇形等；乏颗粒血小板胞质嗜碱，无颗粒或有少许颗粒。③聚集性和分布异常：功能正常的血小板在血涂片中常可见3～5个聚集成簇，聚集与散在血小板之比为20：1；在异常情况下，血小板聚集可成片、成簇、成捆出现，或呈"满天星"样散在分布等。异常血小板增多常见于再生障碍性贫血、巨幼细胞贫血、ITP、血小板无力症、巨大血小板综合征、MDS、慢性粒细胞白血病和脾切除后等。

（徐倩倩　邓萱　蒋浩琴）

本章参考文献

王建中，2012.临床检验诊断学图谱.北京：人民卫生出版社.

王霄霞，2010.外周血细胞形态学检查技术.北京：人民卫生出版社.

张时民，王庚，2016.血象：外周血细胞图谱.北京：人民卫生出版社.

PALMER L, BRIGGS C, MCFADDEN S, et al., 2015. ICSH recommendations for the standardization of nomenclature and grading of peripheral blood cell morphological features. International Journal of Laboratory Hematology, 37(3): 287-303.

第二章　红细胞案例

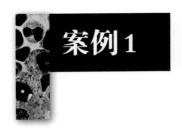

案例1

【病史】

78岁女性，反复胸闷，活动后头晕。血液学检验结果详见表2-1、表2-2，外周血涂片形态见图2-1。

表2-1　案例1患者血液分析仪数据及分类结果

参　数		检测结果	参考区间
血液分析仪	RBC	$2.50 \times 10^{12}/L$	$(3.8 \sim 5.1) \times 10^{12}/L$
	Hb	42.0 g/L	$115 \sim 150$ g/L
	HCT	15.6%	$35\% \sim 45\%$
	MCV	62.3 fL	$82 \sim 100$ fL
	MCH	16.6 pg	$27 \sim 34$ pg
	MCHC	269 g/L	$316 \sim 354$ g/L
	RDW-SD	43.5 fL	$35.1 \sim 46.3$ fL
	RDW-CV	19.0%	$11.5\% \sim 14.5\%$
	WBC	$7.22 \times 10^9/L$	$(3.5 \sim 9.5) \times 10^9/L$
	PLT	$182 \times 10^9/L$	$(125 \sim 350) \times 10^9/L$
分　类	中性粒细胞	88.2%（$6.36 \times 10^9/L$）	$(1.8 \sim 6.3) \times 10^9/L$
	淋巴细胞	8.0%（$0.52 \times 10^9/L$）	$(1.1 \sim 3.2) \times 10^9/L$
	单核细胞	3.6%（$0.26 \times 10^9/L$）	$(0.1 \sim 0.6) \times 10^9/L$
	嗜酸性粒细胞	0.1%（$0.01 \times 10^9/L$）	$(0.02 \sim 0.52) \times 10^9/L$
	嗜碱性粒细胞	0.1%（$0.01 \times 10^9/L$）	$(0.00 \sim 0.06) \times 10^9/L$

表2-2　案例1患者血涂片表现

血涂片	结　果
RBC	大小不一；低色素性红细胞、靶形红细胞、泪滴样红细胞易见，部分中心淡染区扩大
WBC	中性粒细胞比例增高
PLT	数量和形态正常

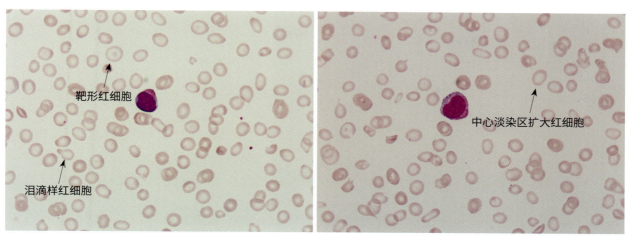

A.靶形红细胞、泪滴样红细胞　　　　　　　B.中心淡染区扩大红细胞

图2-1　案例1患者外周血涂片细胞形态

【问题】

1. 鉴别诊断是什么？

基于鉴别诊断的需要，应做表2-3中的检查。

表2-3　案例1患者补充检查项目

项 目	结 果	参考区间
血清铁	2.8 μmol	7.8 ～ 32.2 μmol
总铁结合力	52.7 μmol	54 ～ 77 μmol
不饱和铁结合力	57.15 μmol	22.4 ～ 57.8 μmol
骨髓涂片	红系增生活跃，幼红细胞形小、浆少、色蓝、边缘残缺不齐	—
骨髓铁染色	细胞外铁：（−）～（±）；细胞内铁：（−）	—

2. 您的最终报告中是否有进一步检查建议？如果有，做哪些检查？

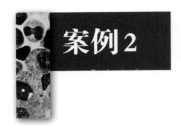

案例2

【病史】

66岁女性,头晕乏力。血液学检验结果详见表2-4、表2-5,外周血涂片形态见图2-2。

表2-4 案例2患者血液分析仪数据及分类结果

参 数		检测结果	参考区间
血液分析仪	RBC	$4.42 \times 10^{12}/L$	$(3.8 \sim 5.1) \times 10^{12}/L$
	Hb	76.0 g/L	$115 \sim 150$ g/L
	HCT	26.5%	$35\% \sim 45\%$
	MCV	60.0 fL	$82 \sim 100$ fL
	MCH	17.1 pg	$27 \sim 34$ pg
	MCHC	286 g/L	$316 \sim 354$ g/L
	RDW-SD	43.9 fL	$35.1 \sim 46.3$ fL
	RDW-CV	20.1%	$11.5\% \sim 14.5\%$
	WBC	$19.41 \times 10^9/L$	$(3.5 \sim 9.5) \times 10^9/L$
	PLT	$465 \times 10^9/L$	$(125 \sim 350) \times 10^9/L$
分 类	中性粒细胞	90.9% ($17.65 \times 10^9/L$)	$(1.8 \sim 6.3) \times 10^9/L$
	淋巴细胞	5.2% ($1.00 \times 10^9/L$)	$(1.1 \sim 3.2) \times 10^9/L$
	单核细胞	3.5% ($0.69 \times 10^9/L$)	$(0.1 \sim 0.6) \times 10^9/L$
	嗜酸性粒细胞	0.3% ($0.05 \times 10^9/L$)	$(0.02 \sim 0.52) \times 10^9/L$
	嗜碱性粒细胞	0.1% ($0.02 \times 10^9/L$)	$(0.00 \sim 0.06) \times 10^9/L$

表2-5 案例2患者血涂片表现

血涂片	结 果
RBC	大小不一;低色素性红细胞明显易见;可见靶形红细胞
WBC	中性粒细胞比例增高
PLT	偶见大血小板

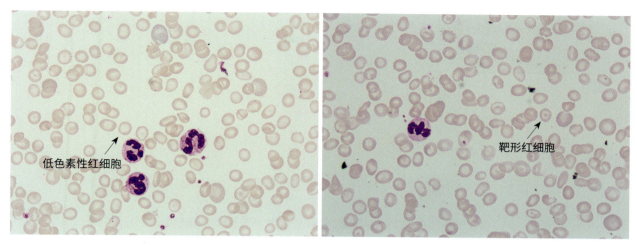

A.低色素性红细胞　　　　　　　　　　B.靶形红细胞

图2-2　案例2患者外周血涂片细胞形态

【问题】

1.鉴别诊断是什么？

基于鉴别诊断的需要，应做表2-6中的检查。

表2-6　案例2患者补充检查项目

项 目	结 果	参考区间
网织红细胞	5.76%	0.5% ～ 1.5%
网织红细胞绝对值	$247.00 \times 10^9/L$	$(24 \sim 84) \times 10^9/L$
血清铁	8.6 mmol/L	7.8 ～ 32.2 mmol/L
总铁结合力	66.8 μmol	54 ～ 77 μmol
不饱和铁结合力	58.13 μmol	22.4 ～ 57.8 μmol
骨髓涂片	红系增生明显活跃，幼红细胞形小、色蓝、浆少、边缘残缺不齐	—
骨髓铁染色	细胞外铁：（−）～（±）；细胞内铁：4%阳性（1～2粒）	—

2.您的最终报告中是否有进一步检查建议？如果有，做哪些检查？

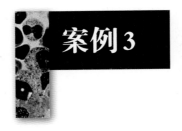

案例3

【病史】

68岁男性，反复活动后胸闷不适。血液学检验结果详见表2-7、表2-8，外周血涂片形态见图2-3。

表2-7 案例3患者血液分析仪数据及分类结果

参 数		检测结果	参考区间
血液分析仪	RBC	$2.11 \times 10^{12}/L$	$(4.3 \sim 5.8) \times 10^{12}/L$
	Hb	62.0 g/L	$130 \sim 175$ g/L
	HCT	18.3%	$40\% \sim 50\%$
	MCV	86.4 fL	$82 \sim 100$ fL
	MCH	29.1 pg	$27 \sim 34$ pg
	MCHC	337 g/L	$316 \sim 354$ g/L
	RDW-SD	37.9 fL	$35.1 \sim 46.3$ fL
	RDW-CV	12.2%	$11.5\% \sim 14.5\%$
	WBC	$6.30 \times 10^{9}/L$	$(3.5 \sim 9.5) \times 10^{9}/L$
	PLT	$352 \times 10^{9}/L$	$(125 \sim 350) \times 10^{9}/L$
分 类	中性粒细胞	57.1%（$3.60 \times 10^{9}/L$）	$(1.8 \sim 6.3) \times 10^{9}/L$
	淋巴细胞	28.7%（$1.81 \times 10^{9}/L$）	$(1.1 \sim 3.2) \times 10^{9}/L$
	单核细胞	10.5%（$0.66 \times 10^{9}/L$）	$(0.1 \sim 0.6) \times 10^{9}/L$
	嗜酸性粒细胞	2.8%（$0.18 \times 10^{9}/L$）	$(0.02 \sim 0.52) \times 10^{9}/L$
	嗜碱性粒细胞	0.9%（$0.05 \times 10^{9}/L$）	$(0.00 \sim 0.06) \times 10^{9}/L$
	有核红细胞	1/100 WBC	—

表2-8 案例3患者血涂片表现

血涂片	结 果
RBC	明显大小不一；小红细胞较易见；可见嗜多色性红细胞及嗜碱性点彩晚幼红细胞
WBC	数量和形态正常
PLT	数量和形态正常

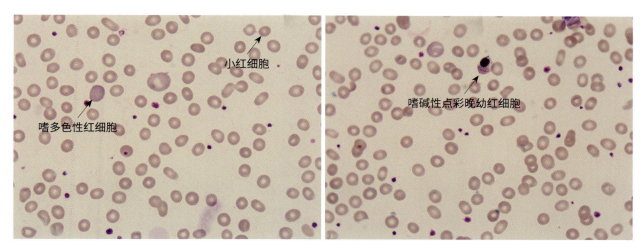

A.小红细胞、嗜多色性红细胞　　　　　　　B.嗜碱性点彩晚幼红细胞

图2-3 案例3患者外周血涂片细胞形态

【问题】

1.鉴别诊断是什么?

基于鉴别诊断的需要,应做表2-9中的检查。

表2-9 案例3患者补充检查项目

项 目	结 果	参考区间
网织红细胞	11.76%	0.5% ～ 1.5%
网织红细胞绝对值	339.20×10^9/L	$(24 ～ 84) \times 10^9$/L
血清铁	19.1 μmol	7.8 ～ 32.2 μmol
总铁结合力	38.2 μmol	54 ～ 77 μmol
不饱和铁结合力	19.09 μmol	22.4 ～ 57.8 μmol
骨髓涂片	增生性骨髓象,以红系增生为著,幼红细胞呈双相性改变	—
分子生物学检测	检出 complated ααα,涉及 HBA 基因	—

2.您的最终报告中是否有进一步检查建议?如果有,做哪些检查?

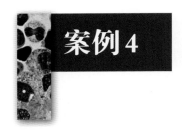

案例4

【病史】

78岁女性，胃息肉。血液学检验结果详见表2-10、表2-11，外周血涂片形态见图2-4。

表2-10　案例4患者血液分析仪数据及分类结果

参　数		检测结果	参考区间
血液分析仪	RBC	$1.35 \times 10^{12}/L$	$(3.8 \sim 5.1) \times 10^{12}/L$
	Hb	58.0 g/L	$115 \sim 150$ g/L
	HCT	17.5%	$35\% \sim 45\%$
	MCV	129.9 fL	$82 \sim 100$ fL
	MCH	43.0 pg	$27 \sim 34$ pg
	MCHC	331 g/L	$316 \sim 354$ g/L
	RDW-SD	88.8 fL	$35.1 \sim 46.3$ fL
	RDW-CV	18.4%	$11.5\% \sim 14.5\%$
	WBC	$4.16 \times 10^9/L$	$(3.5 \sim 9.5) \times 10^9/L$
	PLT	$126 \times 10^9/L$	$(125 \sim 350) \times 10^9/L$
分　类	中性粒细胞	48.4%（$2.01 \times 10^9/L$）	$(1.8 \sim 6.3) \times 10^9/L$
	淋巴细胞	41.5%（$1.73 \times 10^9/L$）	$(1.1 \sim 3.2) \times 10^9/L$
	单核细胞	6.8%（$0.28 \times 10^9/L$）	$(0.1 \sim 0.6) \times 10^9/L$
	嗜酸性粒细胞	3.1%（$0.13 \times 10^9/L$）	$(0.02 \sim 0.52) \times 10^9/L$
	嗜碱性粒细胞	0.2%（$0.01 \times 10^9/L$）	$(0.00 \sim 0.06) \times 10^9/L$

表2-11　案例4患者血涂片表现

血涂片	结　果
RBC	明显大小不一；可见大红细胞、嗜多色性红细胞、椭圆形红细胞及有核红细胞
WBC	中性粒细胞可见分叶过多
PLT	数量和形态正常

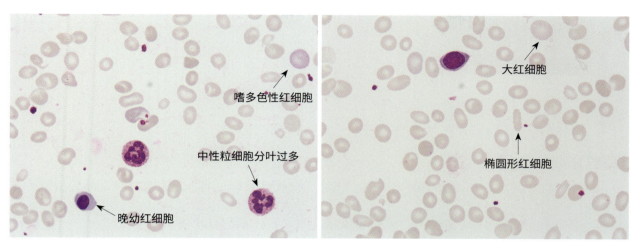

A.晚幼红细胞、中性粒细胞分叶过多、嗜多色性红细胞　　　　B.大红细胞、椭圆形红细胞

图2-4 案例4患者外周血涂片细胞形态

【问题】

1.鉴别诊断是什么？

　　基于鉴别诊断的需要，应做表2-12中的检查。

表2-12 案例4患者补充检查项目

项 目	结 果	参考区间
网织红细胞	10.59%	0.5% ～ 1.5%
网织红细胞绝对值	$201.10 \times 10^9/L$	$(24 \sim 84) \times 10^9/L$
叶酸	32.30 nmol/L	7.3 ～ 44.1 nmol/L
维生素B_{12}	214 pmol/L	133 ～ 676 pmol/L
骨髓涂片	骨髓增生明显活跃，以红系为著，粒、红两系均有巨幼样改变	—
骨髓铁染色	细胞外铁：（±）～（+）；细胞内铁：25%阳性（1～6粒）	—

2.您的最终报告中是否有进一步检查建议？如果有，做哪些检查？

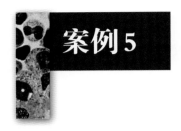

案例5

【病史】

66岁男性，乏力，伴有胃纳明显减退。血液学检验结果详见表2-13、表2-14，外周血涂片形态见图2-5。

表2-13　案例5患者血液分析仪数据及分类结果

参　数		检测结果	参考区间
血液分析仪	RBC	$1.23 \times 10^{12}/L$	$(4.3 \sim 5.8) \times 10^{12}/L$
	Hb	53.0 g/L	130 ～ 175 g/L
	HCT	15.4%	40% ～ 50%
	MCV	125.7 fL	82 ～ 100 fL
	MCH	43.1 pg	27 ～ 34 pg
	MCHC	343 g/L	316 ～ 354 g/L
	RDW-SD	92.4 fL	35.1 ～ 46.3 fL
	RDW-CV	19.2%	11.5% ～ 14.5%
	WBC	$2.85 \times 10^9/L$	$(3.5 \sim 9.5) \times 10^9/L$
	PLT	$95 \times 10^9/L$	$(125 \sim 350) \times 10^9/L$
分　类	中性粒细胞	75.2%（$2.14 \times 10^9/L$）	$(1.8 \sim 6.3) \times 10^9/L$
	淋巴细胞	20.7%（$0.59 \times 10^9/L$）	$(1.1 \sim 3.2) \times 10^9/L$
	单核细胞	3.2%（$0.09 \times 10^9/L$）	$(0.1 \sim 0.6) \times 10^9/L$
	嗜酸性粒细胞	0.7%（$0.02 \times 10^9/L$）	$(0.02 \sim 0.52) \times 10^9/L$
	嗜碱性粒细胞	0.2%（$0.01 \times 10^9/L$）	$(0.00 \sim 0.06) \times 10^9/L$

表2-14　案例5患者血涂片表现

血涂片	结　果
RBC	明显大小不一，大红细胞较易见
WBC	中性粒细胞可见分叶过多
PLT	数量减少

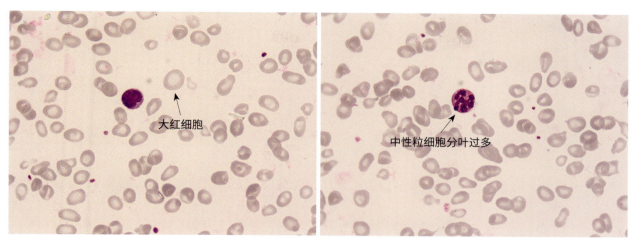

A.大红细胞   B.中性粒细胞分叶过多

图2-5 案例5患者外周血涂片细胞形态

【问题】

1.鉴别诊断是什么?

  基于鉴别诊断的需要,应做表2-15中的检查。

表2-15 案例5患者补充检查项目

项　目	结　果	参考区间
网织红细胞	16.54%	0.5% ～ 1.5%
网织红细胞绝对值	209.4×10^9/L	$(24 \sim 84) \times 10^9$/L
叶酸	25.4 nmol/L	7.3 ～ 44.1 nmol/L
维生素B$_{12}$	100 pmol/L	133 ～ 676 pmol/L
骨髓涂片	骨髓增生明显活跃,以红系为著,粒、红两系均有巨幼样改变	

2.您的最终报告中是否有进一步检查建议?如果有,做哪些检查?

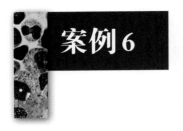

案例6

【病史】

52岁男性，乏力、纳差。血液学检验结果详见表2-16、表2-17，外周血涂片形态见图2-6。

表2-16 案例6患者血液分析仪数据及分类结果

参 数		检测结果	参考区间
血液分析仪	RBC	1.70×10^{12}/L	$(4.3 \sim 5.8) \times 10^{12}$/L
	Hb	61.0 g/L	$130 \sim 175$ g/L
	HCT	19.4%	$40\% \sim 50\%$
	MCV	114.1 fL	$82 \sim 100$ fL
	MCH	35.9 pg	$27 \sim 34$ pg
	MCHC	314 g/L	$316 \sim 354$ g/L
	RDW-SD	119.0 fL	$35.1 \sim 46.3$ fL
	RDW-CV	30.2%	$11.5\% \sim 14.5\%$
	WBC	1.74×10^9/L	$(3.5 \sim 9.5) \times 10^9$/L
	PLT	40×10^9/L	$(125 \sim 350) \times 10^9$/L
分 类	中性粒细胞	9.0%（0.16×10^9/L）	$(1.8 \sim 6.3) \times 10^9$/L
	淋巴细胞	63.0%（1.10×10^9/L）	$(1.1 \sim 3.2) \times 10^9$/L
	单核细胞	16.0%（0.28×10^9/L）	$(0.1 \sim 0.6) \times 10^9$/L
	嗜酸性粒细胞	0.0%（0.00×10^9/L）	$(0.02 \sim 0.52) \times 10^9$/L
	嗜碱性粒细胞	0.0%（0.00×10^9/L）	$(0.00 \sim 0.06) \times 10^9$/L
	中性中幼粒细胞	10.0%	—
	异型淋巴细胞	2.0%	—
	有核红细胞	2/100 WBC	—

表2-17 案例6患者血涂片表现

血涂片	结 果
RBC	大红细胞、卡波环较易见
WBC	中性粒细胞可见分叶过多
PLT	数量减少

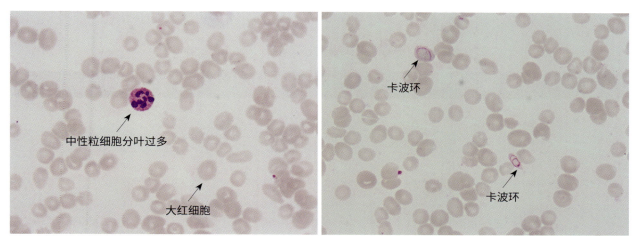

A.大红细胞、中性粒细胞分叶过多　　　　　　　　　　B.卡波环

图2-6 案例6患者外周血涂片细胞形态

【问题】

1.鉴别诊断是什么？

　　基于鉴别诊断的需要，应做表2-18中的检查。

表2-18 案例6患者补充检查项目

项 目	结 果	参考区间
网织红细胞	17.20%	0.5% ～ 1.5%
网织红细胞绝对值	286.40×10⁹/L	(24 ～ 84)×10⁹/L
叶酸	9.2 nmol/L	7.3 ～ 44.1 nmol/L
维生素B$_{12}$	84.0 pmol/L	133 ～ 676 pmol/L
骨髓涂片	骨髓增生极度活跃，以红系为著，粒、红两系均有巨幼样改变	—

2.您的最终报告中是否有进一步检查建议？如果有，做哪些检查？

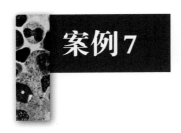

案例 7

【病史】

88岁女性，纳差、乏力。血液学检验结果详见表2-19、表2-20，外周血涂片形态见图2-7。

表2-19　案例7患者血液分析仪数据及分类结果

参　数		检测结果	参考区间
血液分析仪	RBC	1.04×10^{12}/L	$(3.8 \sim 5.1) \times 10^{12}$/L
	Hb	39.0 g/L	$115 \sim 150$ g/L
	HCT	11.9%	$35\% \sim 45\%$
	MCV	114.7 fL	$82 \sim 100$ fL
	MCH	37.5 pg	$27 \sim 34$ pg
	MCHC	328 g/L	$316 \sim 354$ g/L
	RDW-SD	153.8 fL	$35.1 \sim 46.3$ fL
	RDW-CV	37.3%	$11.5\% \sim 14.5\%$
	WBC	5.02×10^9/L	$(3.5 \sim 9.5) \times 10^9$/L
	PLT	8×10^9/L	$(125 \sim 350) \times 10^9$/L
分　类	中性粒细胞	88.3%（4.43×10^9/L）	$(1.8 \sim 6.3) \times 10^9$/L
	淋巴细胞	10.9%（0.55×10^9/L）	$(1.1 \sim 3.2) \times 10^9$/L
	单核细胞	0.8%（0.04×10^9/L）	$(0.1 \sim 0.6) \times 10^9$/L
	嗜酸性粒细胞	0.0%（0.00×10^9/L）	$(0.02 \sim 0.52) \times 10^9$/L
	嗜碱性粒细胞	0.0%（0.00×10^9/L）	$(0.00 \sim 0.06) \times 10^9$/L

表2-20　案例7患者血涂片表现

血涂片	结　果
RBC	明显大小不一；可见大红细胞、泪滴样红细胞
WBC	中性分叶核粒细胞分叶过多
PLT	数量明显减少

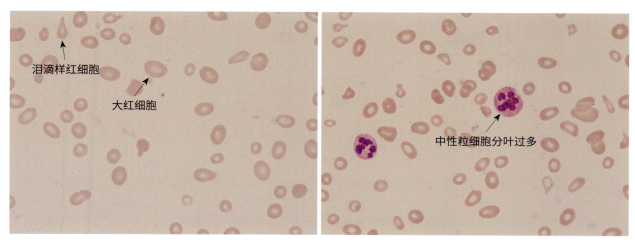

A.大红细胞、泪滴样红细胞　　　　　　　　　　B.中性粒细胞分叶过多

图2-7　案例7患者外周血涂片细胞形态

【问题】

1.鉴别诊断是什么？

　　基于鉴别诊断的需要，应做表2-21中的检查。

表2-21　案例7患者补充检查项目

项　目	结　果	参考区间
叶酸	21.30 nmol/L	7.3 ～ 44.1 nmol/L
维生素B$_{12}$	47.0 pmol/L	133 ～ 676 pmol/L
骨髓涂片	骨髓增生极度活跃，以红系为著，粒、红两系均有巨幼样变	—

2.您的最终报告中是否有进一步检查建议？如果有，做哪些检查？

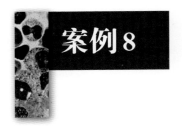

案例 8

【病史】

82岁男性，头晕乏力。血液学检验结果详见表2-22、表2-23，外周血涂片形态见图2-8。

表2-22　案例8患者血液分析仪数据及分类结果

参　数		检测结果	参考区间
血液分析仪	RBC	1.02×10^{12}/L	$(4.3 \sim 5.8) \times 10^{12}$/L
	Hb	31.0 g/L	130 $\sim$ 175 g/L
	HCT	9.4%	40% $\sim$ 50%
	MCV	92.9 fL	82 $\sim$ 100 fL
	MCH	30.6 pg	27 $\sim$ 34 pg
	MCHC	329 g/L	316 $\sim$ 354 g/L
	RDW-SD	53.4 fL	35.1 $\sim$ 46.3 fL
	RDW-CV	15.6%	11.5% $\sim$ 14.5%
	WBC	3.73×10^9/L	$(3.5 \sim 9.5) \times 10^9$/L
	PLT	305×10^9/L	$(125 \sim 350) \times 10^9$/L
分　类	中性粒细胞	53.8%（2.01×10^9/L）	$(1.8 \sim 6.3) \times 10^9$/L
	淋巴细胞	37.1%（1.38×10^9/L）	$(1.1 \sim 3.2) \times 10^9$/L
	单核细胞	7.5%（0.29×10^9/L）	$(0.1 \sim 0.6) \times 10^9$/L
	嗜酸性粒细胞	1.3%（0.05×10^9/L）	$(0.02 \sim 0.52) \times 10^9$/L
	嗜碱性粒细胞	0.3%（0.01×10^9/L）	$(0.00 \sim 0.06) \times 10^9$/L

表2-23　案例8患者血涂片表现

血涂片	结　果
RBC	轻度大小不一
WBC	数量和形态正常
PLT	数量和形态正常

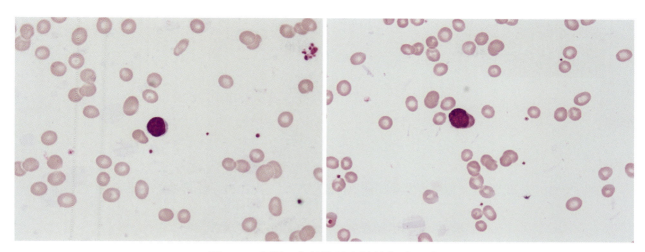

图2-8　案例8患者外周血涂片细胞形态

红细胞轻度大小不一

【问题】

1. 鉴别诊断是什么？

　　基于鉴别诊断的需要，应做表2-24中的检查。

表2-24　案例8患者补充检查项目

项　目	结　果	参考区间
网织红细胞	0.31%	0.5% ～ 1.5%
网织红细胞绝对值	3.10×10^9/L	$(24 \sim 84) \times 10^9$/L
骨髓涂片	骨髓有核细胞较少见；偶见骨髓小粒，小粒中均为非造血细胞，粒系比例尚可，可见少量中、晚幼粒细胞，幼红细胞缺如	—

2. 您的最终报告中是否有进一步检查建议？如果有，做哪些检查？

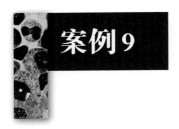

案例9

【病史】

79岁男性，头晕乏力。血液学检验结果详见表2-25、表2-26，外周血涂片形态见图2-9。

表2-25 案例9患者血液分析仪数据及分类结果

参　数		检测结果	参考区间
血液分析仪	RBC	1.18×10^{12}/L	$(4.3 \sim 5.8) \times 10^{12}$/L
	Hb	45.0 g/L	130 $\sim$ 175 g/L
	HCT	13.3%	40% $\sim$ 50%
	MCV	112.9 fL	82 $\sim$ 100 fL
	MCH	38.5 pg	27 $\sim$ 34 pg
	MCHC	341 g/L	316 $\sim$ 354 g/L
	RDW-SD	58.1 fL	35.1 $\sim$ 46.3 fL
	RDW-CV	13.8%	11.5% $\sim$ 14.5%
	WBC	3.57×10^9/L	$(3.5 \sim 9.5) \times 10^9$/L
	PLT	182×10^9/L	$(125 \sim 350) \times 10^9$/L
分　类	中性粒细胞	59.0%（2.09×10^9/L）	$(1.8 \sim 6.3) \times 10^9$/L
	淋巴细胞	27.1%（0.97×10^9/L）	$(1.1 \sim 3.2) \times 10^9$/L
	单核细胞	8.8%（0.32×10^9/L）	$(0.1 \sim 0.6) \times 10^9$/L
	嗜酸性粒细胞	4.4%（0.16×10^9/L）	$(0.02 \sim 0.52) \times 10^9$/L
	嗜碱性粒细胞	0.7%（0.03×10^9/L）	$(0.00 \sim 0.06) \times 10^9$/L

表2-26 案例9患者血涂片表现

血涂片	结　果
RBC	数量减少；轻度大小不一
WBC	数量和形态正常
PLT	数量和形态正常

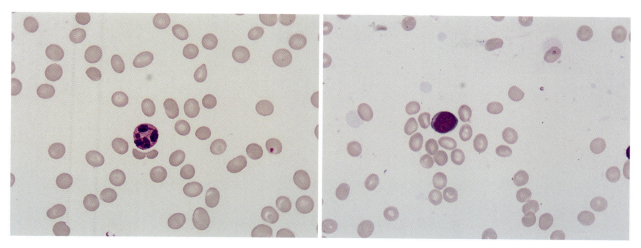

图2-9　案例9患者外周血涂片细胞形态

红细胞轻度大小不一

【问题】

1. 鉴别诊断是什么？

基于鉴别诊断的需要，应做表2-27中的检查。

表2-27　案例9患者补充检查项目

项　目	结　果	参考区间
网织红细胞	0.74%	0.5% ～ 1.5%
网织红细胞绝对值	$12.40 \times 10^9/L$	$(24 \sim 84) \times 10^9/L$
叶酸	21.9 nmol/L	7.3 ～ 44.1 nmol/L
维生素B_{12}	207 pmol/L	133 ～ 676 pmol/L
促红细胞生成素	＞750.00 mIU/mL	4.3 ～ 29 mIU/mL
骨髓涂片	增生性骨髓象；粒系增生尚可，红系明显欠增生，偶见中、晚幼红细胞	—
骨髓铁染色	细胞外铁：(+) ～ (++)；细胞内铁：偶见晚幼红细胞阳性（1粒）	—

2. 您的最终报告中是否有进一步检查建议？如果有，做哪些检查？

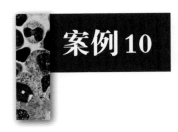

案例 10

【病史】

85岁男性，发热、咳嗽。血液学检验结果详见表2-28、表2-29，外周血涂片形态见图2-10。

表2-28　案例10患者血液分析仪数据及分类结果

参　数		检测结果	参考区间
血液分析仪	RBC	2.25×10^{12}/L	$(4.3 \sim 5.8) \times 10^{12}$/L
	Hb	65.0 g/L	$130 \sim 175$ g/L
	HCT	20.1%	$40\% \sim 50\%$
	MCV	89.3 fL	$82 \sim 100$ fL
	MCH	29.0 pg	$27 \sim 34$ pg
	MCHC	323 g/L	$316 \sim 354$ g/L
	RDW-SD	51.9 fL	$35.1 \sim 46.3$ fL
	RDW-CV	15.9%	$11.5\% \sim 14.5\%$
	WBC	3.47×10^{9}/L	$(3.5 \sim 9.5) \times 10^{9}$/L
	PLT	147×10^{9}/L	$(125 \sim 350) \times 10^{9}$/L
分　类	中性粒细胞	69.4%（2.41×10^{9}/L）	$(1.8 \sim 6.3) \times 10^{9}$/L
	淋巴细胞	17.3%（0.60×10^{9}/L）	$(1.1 \sim 3.2) \times 10^{9}$/L
	单核细胞	7.8%（0.27×10^{9}/L）	$(0.1 \sim 0.6) \times 10^{9}$/L
	嗜酸性粒细胞	5.0%（0.17×10^{9}/L）	$(0.02 \sim 0.52) \times 10^{9}$/L
	嗜碱性粒细胞	0.5%（0.02×10^{9}/L）	$(0.00 \sim 0.06) \times 10^{9}$/L

表2-29　案例10患者血涂片表现

血涂片	结　果
RBC	大小不一；部分中心淡染区扩大，可见少量裂片红细胞
WBC	数量和形态正常
PLT	数量和形态正常

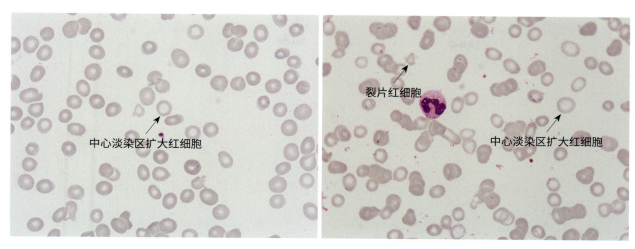

A.中心淡染区扩大红细胞   B.中心淡染区扩大红细胞、裂片红细胞

图2-10 案例10患者外周血涂片细胞形态

【问题】

1.鉴别诊断是什么?

基于鉴别诊断的需要,应做表2-30中的检查。

表2-30 案例10患者补充检查项目

项 目	结 果	参考区间
网织红细胞	2.13%	0.5% ～ 1.5%
网织红细胞绝对值	61.80×10^9/L	$(24 ～ 84) \times 10^9$/L
抗人球蛋白抗IgG	阳性	阴性
骨髓涂片	增生性骨髓象,以红系为著,部分幼红细胞伴有缺铁表现	—
骨髓铁染色	细胞外铁:(±)～(+);细胞内铁:5%阳性(1～2粒)	—

2.您的最终报告中是否有进一步检查建议?如果有,做哪些检查?

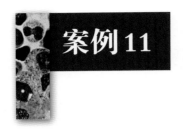

案例11

【病史】

68岁女性，皮肤黄染，加重伴乏力、纳差。血液学检验结果详见表2-31、表2-32，外周血涂片形态见图2-11。

表2-31　案例11患者血液分析仪数据及分类结果

参　数		检测结果	参考区间
血液分析仪	RBC	1.35×10^{12}/L	$(3.8 \sim 5.1) \times 10^{12}$/L
	Hb	57.0 g/L	$115 \sim 150$ g/L
	HCT	17.5%	$35\% \sim 45\%$
	MCV	129.6 fL	$82 \sim 100$ fL
	MCH	42.0 pg	$27 \sim 34$ pg
	MCHC	324 g/L	$316 \sim 354$ g/L
	RDW-SD	94.1 fL	$35.1 \sim 46.3$ fL
	RDW-CV	19.7%	$11.5\% \sim 14.5\%$
	WBC	7.50×10^9/L	$(3.5 \sim 9.5) \times 10^9$/L
	PLT	217×10^9/L	$(125 \sim 350) \times 10^9$/L
分　类	中性粒细胞	75.7%（5.56×10^9/L）	$(1.8 \sim 6.3) \times 10^9$/L
	淋巴细胞	17.4%（1.31×10^9/L）	$(1.1 \sim 3.2) \times 10^9$/L
	单核细胞	4.7%（0.35×10^9/L）	$(0.1 \sim 0.6) \times 10^9$/L
	嗜酸性粒细胞	1.7%（0.12×10^9/L）	$(0.02 \sim 0.52) \times 10^9$/L
	嗜碱性粒细胞	0.5%（1.35×10^9/L）	$(0.00 \sim 0.06) \times 10^9$/L

表2-32　案例11患者血涂片表现

血涂片	结　果
RBC	明显大小不一；嗜多色性红细胞明显易见
WBC	数量和形态正常
PLT	数量和形态正常

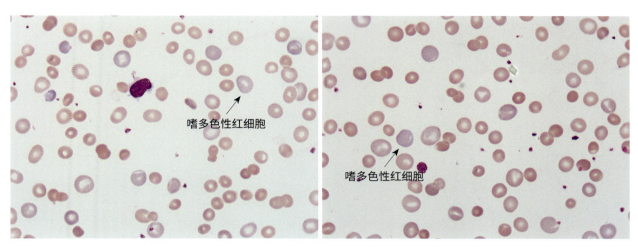

图2-11　案例11患者外周血涂片细胞形态

嗜多色性红细胞

【问题】

1.鉴别诊断是什么？

基于鉴别诊断的需要，应做表2-33中的检查。

表2-33　案例11患者补充检查项目

项　　目	结　　果	参考区间
网织红细胞	37.55%	0.5% ～ 1.5%
网织红细胞绝对值	$522.40 \times 10^9/L$	$(24 \sim 84) \times 10^9/L$
抗人球蛋白抗IgG	阳性	阴性
抗人球蛋白抗C3D	阳性	阴性
骨髓涂片	增生性骨髓象，以红系为著；幼红细胞可见分裂象、子母核及核出芽等现象，红系伴明显血红蛋白充盈不足表现	—

2.您的最终报告中是否有进一步检查建议？如果有，做哪些检查？

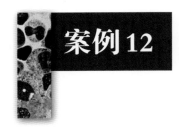

案例12

【病史】

71岁男性，咽痛。血液学检验结果详见表2-34、表2-35，外周血涂片形态见图2-12。

表2-34　案例12患者血液分析仪数据及分类结果

参　数		检测结果	参考区间
血液分析仪	RBC	6.65×10^{12}/L	$(4.3 \sim 5.8) \times 10^{12}$/L
	Hb	204.0 g/L	130 ～ 175 g/L
	HCT	64.8%	40% ～ 50%
	MCV	97.4 fL	82 ～ 100 fL
	MCH	30.7 pg	27 ～ 34 pg
	MCHC	315 g/L	316 ～ 354 g/L
	RDW-SD	51.0 fL	35.1 ～ 46.3 fL
	RDW-CV	14.6%	11.5% ～ 14.5%
	WBC	10.32×10^9/L	$(3.5 \sim 9.5) \times 10^9$/L
	PLT	211×10^9/L	$(125 \sim 350) \times 10^9$/L
分　类	中性粒细胞	77.5%（8.00×10^9/L）	$(1.8 \sim 6.3) \times 10^9$/L
	淋巴细胞	9.2%（0.95×10^9/L）	$(1.1 \sim 3.2) \times 10^9$/L
	单核细胞	12.9%（1.33×10^9/L）	$(0.1 \sim 0.6) \times 10^9$/L
	嗜酸性粒细胞	0.0%（0.00×10^9/L）	$(0.02 \sim 0.52) \times 10^9$/L
	嗜碱性粒细胞	0.4%（0.04×10^9/L）	$(0.00 \sim 0.06) \times 10^9$/L

表2-35　案例12患者血涂片表现

血涂片	结　果
RBC	轻度大小不一；数量明显增加
WBC	数量和形态正常
PLT	大血小板较易见

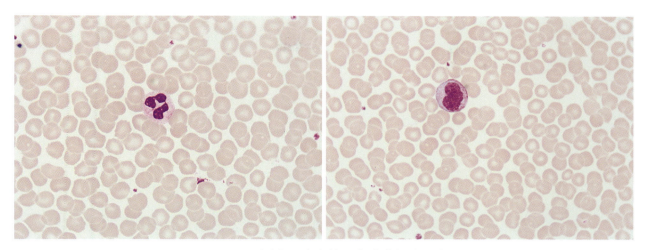

图2-12 案例12患者外周血涂片细胞形态

红细胞数量明显增加

【问题】

1.鉴别诊断是什么？

基于鉴别诊断的需要，应做表2-36中的检查。

表2-36 案例12患者补充检查项目

项 目	结 果	参考区间
促红细胞生成素	3.81 mIU/mL	4.3 ～ 29 mIU/mL
全血低切黏度（1/S）	30.14 MPAS	13.79 ～ 20.56 MPAS
全血低切黏度（50/S）	8.35 MPAS	4.29 ～ 5.79 MPAS
全血低切黏度（200/S）	6.91 MPAS	3.25 ～ 4.32 MPAS
NAP染色	59%阳性，积分80分；正常对照：94%阳性，积分158分	—
骨髓涂片	骨髓增生极度活跃，粒、红、巨核系均增生活跃，以红系为著	—
细胞遗传学检测	*JAK2 V617F*突变	—

2.您的最终报告中是否有进一步检查建议？如果有，做哪些检查？

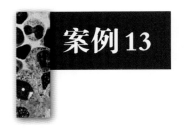

案例 13

【病史】

87岁男性，面色发红，头晕、乏力、不适。血液学检验结果详见表2-37、表2-38，外周血涂片形态见图2-13。

表2-37　案例13患者血液分析仪数据及分类结果

参　数		检测结果	参考区间
血液分析仪	RBC	7.8×10^{12}/L	$(4.3 \sim 5.8) \times 10^{12}$/L
	Hb	192.0 g/L	130 $\sim$ 175 g/L
	HCT	65.9%	40% $\sim$ 50%
	MCV	84.5 fL	82 $\sim$ 100 fL
	MCH	24.7 pg	27 $\sim$ 34 pg
	MCHC	292 g/L	316 $\sim$ 354 g/L
	RDW-SD	49.8 fL	35.1 $\sim$ 46.3 fL
	RDW-CV	16.6%	11.5% $\sim$ 14.5%
	WBC	14.54×10^9/L	$(3.5 \sim 9.5) \times 10^9$/L
	PLT	192×10^9/L	$(125 \sim 350) \times 10^9$/L
分　类	中性粒细胞	95.5% （13.88×10^9/L）	$(1.8 \sim 6.3) \times 10^9$/L
	淋巴细胞	2.0% （0.30×10^9/L）	$(1.1 \sim 3.2) \times 10^9$/L
	单核细胞	1.7% （0.25×10^9/L）	$(0.1 \sim 0.6) \times 10^9$/L
	嗜酸性粒细胞	0.2% （0.02×10^9/L）	$(0.02 \sim 0.52) \times 10^9$/L
	嗜碱性粒细胞	0.6% （0.09×10^9/L）	$(0.00 \sim 0.06) \times 10^9$/L

表2-38　案例13患者血涂片表现

血涂片	结　果
RBC	数量明显增加，普遍密集分布
WBC	粒细胞中性颗粒增多增粗
PLT	偶见小聚集

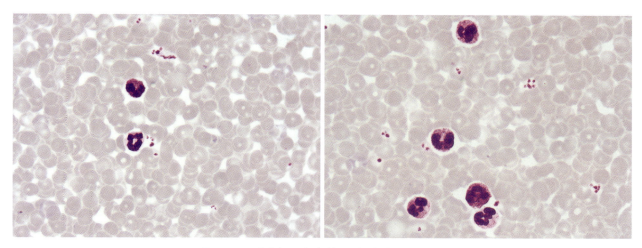

图2-13 案例13患者外周血涂片细胞形态

红细胞普遍密集分布

【问题】

1.鉴别诊断是什么?

基于鉴别诊断的需要,应做表2-39中的检查。

表2-39 案例13患者补充检查项目

项 目	结 果	参考区间
全血低切黏度(1/S)	24.51 MPAS	13.79～20.56 MPAS
全血低切黏度(50/S)	6.54 MPAS	4.29～5.79 MPAS
全血低切黏度(200/S)	4.86 MPAS	3.25～4.32 MPAS
骨髓涂片	骨髓增生极度活跃;粒、红、巨核系均增生活跃,以红系及巨核系为著	—
NAP染色	61%阳性,积分103分;正常对照:78%阳性,积分112分	—
细胞遗传学检测	*JAK2 V617F*突变	—

2.您的最终报告中是否有进一步检查建议?如果有,做哪些检查?

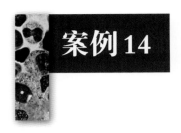

案例14

【病史】

54岁男性，发热。血液学检验结果详见表2-40、表2-41，外周血涂片形态见图2-14。

表2-40 案例14患者血液分析仪数据及分类结果

	参 数	检测结果	参考区间
血液分析仪	RBC	2.07×10^{12}/L	$(4.3 \sim 5.8) \times 10^{12}$/L
	Hb	70.0 g/L	130 ~ 175 g/L
	HCT	20.3%	40% ~ 50%
	MCV	98.1 fL	82 ~ 100 fL
	MCH	33.8 pg	27 ~ 34 pg
	MCHC	345 g/L	316 ~ 354 g/L
	RDW-SD	48.0 fL	35.1 ~ 46.3 fL
	RDW-CV	13.1%	11.5% ~ 14.5%
	WBC	8.10×10^9/L	$(3.5 \sim 9.5) \times 10^9$/L
	PLT	211×10^9/L	$(125 \sim 350) \times 10^9$/L
分 类	中性粒细胞	77.3%（6.26×10^9/L）	$(1.8 \sim 6.3) \times 10^9$/L
	淋巴细胞	13.6%（1.10×10^9/L）	$(1.1 \sim 3.2) \times 10^9$/L
	单核细胞	6.5%（0.53×10^9/L）	$(0.1 \sim 0.6) \times 10^9$/L
	嗜酸性粒细胞	2.3%（0.19×10^9/L）	$(0.02 \sim 0.52) \times 10^9$/L
	嗜碱性粒细胞	0.3%（0.02×10^9/L）	$(0.00 \sim 0.06) \times 10^9$/L

表2-41 案例14患者血涂片表现

血涂片	结 果
RBC	轻度大小不一；锯齿形红细胞较易见
WBC	中性粒细胞比例稍增多
PLT	偶见大血小板

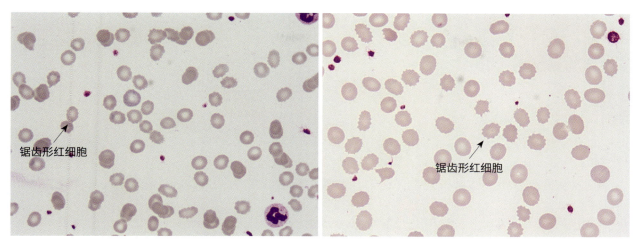

图2-14 案例14患者外周血涂片细胞形态

锯齿形红细胞

【问题】

1.鉴别诊断是什么？

基于鉴别诊断的需要，应做表2-42中的检查。

表2-42 案例14患者补充检查项目

项 目	结 果	参考区间
urea	20.98 mmol/L	3.2 ～ 7.1 mmol/L
Cr	644.7 μmol/L	58 ～ 110 μmol/L

2.您的最终报告中是否有进一步检查建议？如果有，做哪些检查？

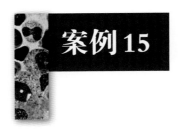

案例15

【病史】

83岁女性，双下肢浮肿，加重伴乏力。血液学检验结果详见表2-43、表2-44，外周血涂片形态见图2-15。

表2-43　案例15患者血液分析仪数据及分类结果

参　数		检测结果	参考区间
血液分析仪	RBC	2.40×10^{12}/L	$(3.8 \sim 5.1) \times 10^{12}$/L
	Hb	74.0 g/L	115 $\sim$ 150 g/L
	HCT	23.0%	35% $\sim$ 45%
	MCV	95.7 fL	82 $\sim$ 100 fL
	MCH	30.6 pg	27 $\sim$ 34 pg
	MCHC	320 g/L	316 $\sim$ 354 g/L
	RDW-SD	44.1 fL	35.1 $\sim$ 46.3 fL
	RDW-CV	12.4%	11.5% $\sim$ 14.5%
	WBC	4.64×10^9/L	$(3.5 \sim 9.5) \times 10^9$/L
	PLT	200×10^9/L	$(125 \sim 350) \times 10^9$/L
分　类	中性粒细胞	66.2%（3.07×10^9/L）	$(1.8 \sim 6.3) \times 10^9$/L
	淋巴细胞	14.2%（0.66×10^9/L）	$(1.1 \sim 3.2) \times 10^9$/L
	单核细胞	3.6%（0.17×10^9/L）	$(0.1 \sim 0.6) \times 10^9$/L
	嗜酸性粒细胞	15.5%（0.72×10^9/L）	$(0.02 \sim 0.52) \times 10^9$/L
	嗜碱性粒细胞	0.5%（0.02×10^9/L）	$(0.00 \sim 0.06) \times 10^9$/L

表2-44　案例15患者血涂片表现

血涂片	结　果
RBC	轻度大小不一
WBC	粒细胞中性颗粒稍增粗
PLT	数量和形态正常

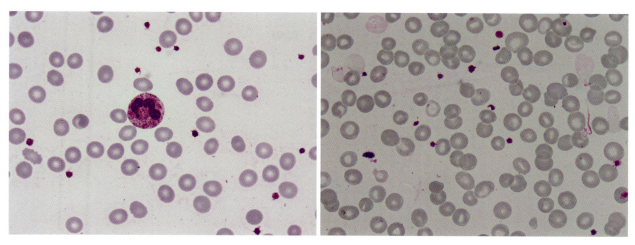

A.粒细胞中性颗粒稍增粗   B.红细胞轻度大小不一

图2-15 案例15患者外周血涂片细胞形态

【问题】

1.鉴别诊断是什么？

基于鉴别诊断的需要，应做表2-45中的检查。

表2-45 案例15患者补充检查项目

项 目	结 果	参考区间
urea	33.30 mmol/L	3.2 ～ 7.1 mmol/L
Cr	170.7 μmol/L	57 ～ 97 μmol/L

2.您的最终报告中是否有进一步检查建议？如果有，做哪些检查？

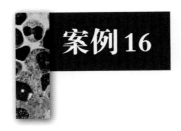

案例16

【病史】

79岁男性，发热伴头晕。血液学检验结果详见表2-46、表2-47，外周血涂片形态见图2-16。

表2-46 案例16患者血液分析仪数据及分类结果

参 数		检测结果	参考区间
血液分析仪	RBC	2.26×10^{12}/L	$(4.3 \sim 5.8) \times 10^{12}$/L
	Hb	70.0 g/L	130 ～ 175 g/L
	HCT	21.2%	40% ～ 50%
	MCV	94.0 fL	82 ～ 100 fL
	MCH	30.9 pg	27 ～ 34 pg
	MCHC	330 g/L	316 ～ 354 g/L
	RDW-SD	58.2 fL	35.1 ～ 46.3 fL
	RDW-CV	17.4%	11.5% ～ 14.5%
	WBC	10.30×10^9/L	$(3.5 \sim 9.5) \times 10^9$/L
	PLT	25×10^9/L	$(125 \sim 350) \times 10^9$/L
分 类	中性粒细胞	76.0%（7.83×10^9/L）	$(1.8 \sim 6.3) \times 10^9$/L
	淋巴细胞	11.2%（1.15×10^9/L）	$(1.1 \sim 3.2) \times 10^9$/L
	单核细胞	12.8%（1.32×10^9/L）	$(0.1 \sim 0.6) \times 10^9$/L
	嗜酸性粒细胞	0.0%（0.10×10^9/L）	$(0.02 \sim 0.52) \times 10^9$/L

表2-47 案例16患者血涂片表现

血涂片	结 果
RBC	轻度大小不一；靶形红细胞较易见，偶见晚幼红细胞
WBC	中性粒细胞比例增多
PLT	数量减少

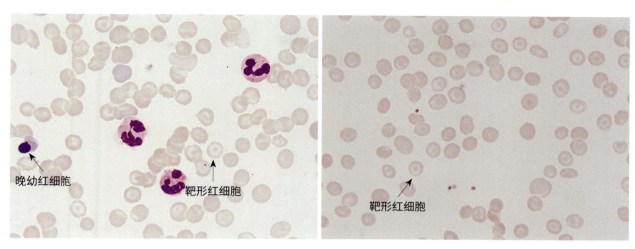

A.晚幼红细胞、靶形红细胞　　　　　　　　　　　　B.靶形红细胞

图2-16　案例16患者外周血涂片细胞形态

【问题】

1.鉴别诊断是什么？

　　基于鉴别诊断的需要，应做表2-48中的检查。

表2-48　案例16患者补充检查项目

项　目	结　果	参考区间
ALT	145 U/L	≤ 50 U/L
AST	128 U/L	17 ～ 59 U/L
GGT	51 U/L	15 ～ 73 U/L
ALP	146 U/L	38 ～ 126 U/L

2.您的最终报告中是否有进一步检查建议？如果有，做哪些检查？

第三章　白细胞案例

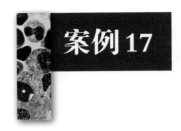

案例17

【病史】

85岁男性，咳嗽、咳痰、气促伴发热2天。血液学检验结果详见表3-1、表3-2，外周血涂片形态见图3-1。

表3-1　案例17患者血液分析仪数据及分类结果

参　数		检测结果	参考区间
血液分析仪	RBC	$3.83 \times 10^{12}/L$	$(4.3 \sim 5.8) \times 10^{12}/L$
	Hb	113.0 g/L	$130 \sim 175$ g/L
	HCT	35.1%	$40\% \sim 50\%$
	MCV	91.6 fL	$82 \sim 100$ fL
	MCH	29.4 pg	$27 \sim 34$ pg
	MCHC	322 g/L	$316 \sim 354$ g/L
	RDW-SD	50.2 fL	$35.1 \sim 46.3$ fL
	RDW-CV	14.9%	$11.5\% \sim 14.5\%$
	WBC	$16.78 \times 10^9/L$	$(3.5 \sim 9.5) \times 10^9/L$
	PLT	$185 \times 10^9/L$	$(125 \sim 350) \times 10^9/L$
分　类	中性粒细胞	95.1%（$15.96 \times 10^9/L$）	$(1.8 \sim 6.3) \times 10^9/L$
	淋巴细胞	1.9%（$0.32 \times 10^9/L$）	$(1.1 \sim 3.2) \times 10^9/L$
	单核细胞	3.0%（$0.50 \times 10^9/L$）	$(0.1 \sim 0.6) \times 10^9/L$
	嗜酸性粒细胞	0.0%（$0.00 \times 10^9/L$）	$(0.02 \sim 0.52) \times 10^9/L$
	嗜碱性粒细胞	0.0%（$0.00 \times 10^9/L$）	$(0.00 \sim 0.06) \times 10^9/L$

表3-2　案例17患者血涂片表现

血涂片	结　果
RBC	轻度大小不一
WBC	中性粒细胞空泡变性及中毒颗粒明显易见
PLT	可见大血小板

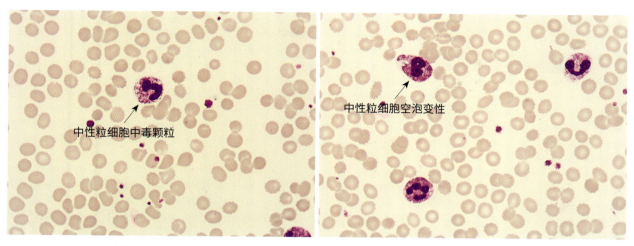

A.中性粒细胞中毒颗粒　　　　　　　　　B.中性粒细胞空泡变性

图3-1　案例17患者外周血涂片细胞形态

【问题】

1.鉴别诊断是什么？

基于鉴别诊断的需要，应做表3-3中的检查。

表3-3　案例17患者补充检查项目

项　目	结　果	参考区间
PCT	1.23 ng/mL	0 ～ 0.046 ng/mL
IL-6	35.07 pg/mL	0 ～ 5.3 pg/mL
微生物学检查（痰培养）	鲍曼不动杆菌	—
胸部CT检查	两肺多发炎症，右肺下叶局部实变	—

2.您的最终报告中是否有进一步检查建议？如果有，做哪些检查？

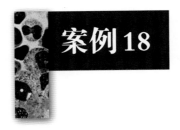

案例18

【病史】

63岁男性，发热、重症肺炎，既往诊断肺恶性肿瘤。血液学检验结果详见表3-4、表3-5，外周血涂片形态见图3-2。

表3-4　案例18患者血液分析仪数据及分类结果

参　数		检测结果	参考区间
血液分析仪	RBC	$3.56 \times 10^{12}/L$	$(4.3 \sim 5.8) \times 10^{12}/L$
	Hb	96.0 g/L	$130 \sim 175$ g/L
	HCT	31.9%	$40\% \sim 50\%$
	MCV	89.6 fL	$82 \sim 100$ fL
	MCH	26.9 pg	$27 \sim 34$ pg
	MCHC	300 g/L	$316 \sim 354$ g/L
	RDW-SD	56.8 fL	$35.1 \sim 46.3$ fL
	RDW-CV	17.8%	$11.5\% \sim 14.5\%$
	WBC	$7.98 \times 10^9/L$	$(3.5 \sim 9.5) \times 10^9/L$
	PLT	$151 \times 10^9/L$	$(125 \sim 350) \times 10^9/L$
分　类	中性粒细胞	91.6%（$7.31 \times 10^9/L$）	$(1.8 \sim 6.3) \times 10^9/L$
	淋巴细胞	4.4%（$0.35 \times 10^9/L$）	$(1.1 \sim 3.2) \times 10^9/L$
	单核细胞	3.8%（$0.30 \times 10^9/L$）	$(0.1 \sim 0.6) \times 10^9/L$
	嗜酸性粒细胞	0.1%（$0.01 \times 10^9/L$）	$(0.02 \sim 0.52) \times 10^9/L$
	嗜碱性粒细胞	0.1%（$0.01 \times 10^9/L$）	$(0.00 \sim 0.06) \times 10^9/L$

表3-5　案例18患者血涂片表现

血涂片	结　果
RBC	大小不一
WBC	中性粒细胞比例明显增高；中毒颗粒较易见
PLT	数量和形态正常

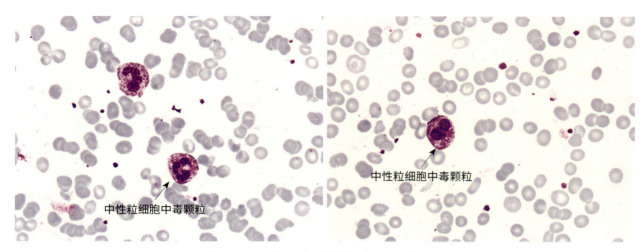

图3-2 案例18患者外周血涂片细胞形态

中性粒细胞中毒颗粒

【问题】

1. 鉴别诊断是什么?

基于鉴别诊断的需要,应做表3-6中的检查。

表3-6 案例18患者补充检查项目

项 目	结 果	参考区间
真菌葡聚糖	134.76 pg/mL	< 60 pg/mL
铁蛋白	> 1 000 ng/mL	25 ~ 280 ng/mL
PCT	0.93 ng/mL	0 ~ 0.046 ng/mL
IL-6	319.34 pg/mL	0 ~ 5.3 pg/mL
PT	13.9秒	9 ~ 13秒
INR	1.20	0.75 ~ 1.2
APTT	33.0秒	20 ~ 40秒
TT	15.1秒	14 ~ 21秒
FIB	5.66 g/L	2 ~ 4 g/L
D-D	10.32 mg/L	0 ~ 0.5 mg/L
FDP	32.72 mg/L	0 ~ 5 mg/L
微生物学检查(血培养)	迟缓埃格特菌	—

2. 您的最终报告中是否有进一步检查建议?如果有,做哪些检查?

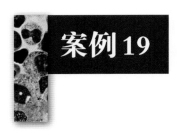

案例19

【病史】

45岁女性，免疫性血小板减少、自身免疫性溶血性贫血、丹毒、双肺肺炎。血液学检验结果详见表3-7、表3-8，外周血涂片形态见图3-3。

表3-7 案例19患者血液分析仪数据及分类结果

	参 数	检测结果	参考区间
血液分析仪	RBC	2.19×10^{12}/L	$(3.8 \sim 5.1) \times 10^{12}$/L
	Hb	67.0 g/L	$115 \sim 150$ g/L
	HCT	20.8%	$35\% \sim 45\%$
	MCV	95.1 fL	$82 \sim 100$ fL
	MCH	30.6 pg	$27 \sim 34$ pg
	MCHC	322 g/L	$316 \sim 354$ g/L
	RDW-SD	66.5 fL	$35.1 \sim 46.3$ fL
	RDW-CV	18.8%	$11.5\% \sim 14.5\%$
	WBC	3.71×10^9/L	$(3.5 \sim 9.5) \times 10^9$/L
	PLT	46×10^9/L	$(125 \sim 350) \times 10^9$/L
分 类	中性粒细胞	93.3%（3.46×10^9/L）	$(1.8 \sim 6.3) \times 10^9$/L
	淋巴细胞	4.3%（0.16×10^9/L）	$(1.1 \sim 3.2) \times 10^9$/L
	单核细胞	2.3%（0.09×10^9/L）	$(0.1 \sim 0.6) \times 10^9$/L
	嗜酸性粒细胞	0.0%（0.00×10^9/L）	$(0.02 \sim 0.52) \times 10^9$/L
	嗜碱性粒细胞	0.0%（0.00×10^9/L）	$(0.00 \sim 0.06) \times 10^9$/L
	有核红细胞	5/100 WBC	—

表3-8 案例19患者血涂片表现

血涂片	结 果
RBC	中度大小不一；有核红细胞较易见
WBC	粒系中毒颗粒易见
PLT	数量减少

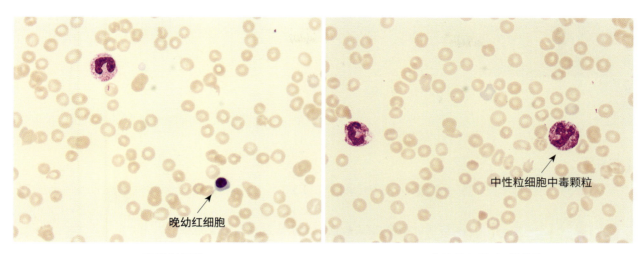

A.晚幼红细胞   B.中性粒细胞中毒颗粒

图3-3 案例19患者外周血涂片细胞形态

【问题】

1.鉴别诊断是什么？

基于鉴别诊断的需要，应做表3-9中的检查。

表3-9 案例19患者补充检查项目

项目	结果	参考区间
网织红细胞	14.22%	0.5～1.5%
网织红细胞绝对值	312.91×10⁹/L	(24～84)×10⁹/L
PCT	2.85 ng/mL	0～0.046 ng/mL
IL-6	>2 500 pg/mL	0～5.3 pg/mL
呼吸道病原体靶向检测（痰）	咽峡炎链球菌群、白念珠菌、耶氏肺孢子菌、EB病毒、巨细胞病毒、新型冠状病毒	—

2.您的最终报告中是否有进一步检查建议？如果有，做哪些检查？

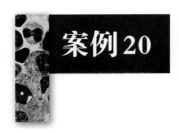

案例20

【病史】

16岁患儿，咽痛、发热。血液学检验结果详见表3-10、表3-11，外周血涂片形态见图3-4。

表3-10　案例20患者血液分析仪数据及分类结果

参　数		检测结果	参考区间
血液分析仪	RBC	$4.73 \times 10^{12}/L$	$(3.8 \sim 5.1) \times 10^{12}/L$
	Hb	144.0 g/L	$115 \sim 150$ g/L
	HCT	42.4%	$35\% \sim 45\%$
	MCV	89.7 fL	$82 \sim 100$ fL
	MCH	30.4 pg	$27 \sim 34$ pg
	MCHC	339 g/L	$316 \sim 354$ g/L
	RDW-SD	41.8 fL	$35.1 \sim 46.3$ fL
	RDW-CV	12.8%	$11.5\% \sim 14.5\%$
	WBC	$24.79 \times 10^{9}/L$	$(3.5 \sim 9.5) \times 10^{9}/L$
	PLT	$139 \times 10^{9}/L$	$(125 \sim 350) \times 10^{9}/L$
分　类	中性粒细胞	11.0%（$2.73 \times 10^{9}/L$）	$(1.8 \sim 6.3) \times 10^{9}/L$
	淋巴细胞	48.0%（$11.90 \times 10^{9}/L$）	$(1.1 \sim 3.2) \times 10^{9}/L$
	单核细胞	5.0%（$1.24 \times 10^{9}/L$）	$(0.1 \sim 0.6) \times 10^{9}/L$
	嗜酸性粒细胞	1.0%（$0.25 \times 10^{9}/L$）	$(0.02 \sim 0.52) \times 10^{9}/L$
	嗜碱性粒细胞	0.0%（$0.00 \times 10^{9}/L$）	$(0.00 \sim 0.06) \times 10^{9}/L$
	异型淋巴细胞	35.0%	—

表3-11　案例20患者血涂片表现

血涂片	结　果
RBC	数量和形态正常
WBC	异型淋巴细胞占35.0%
PLT	数量和形态正常

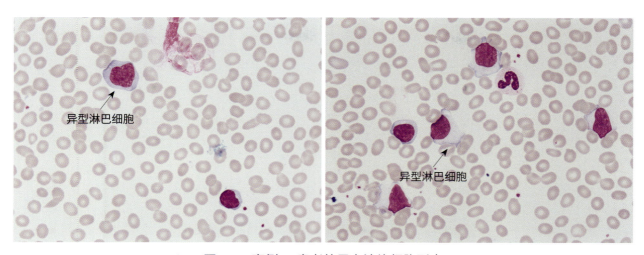

图3-4 案例20患者外周血涂片细胞形态

异型淋巴细胞

【问题】

1.鉴别诊断是什么？

基于鉴别诊断的需要，应做表3-12中的检查。

表3-12 案例20患者补充检查项目

项 目	结 果	参考区间
EB病毒DNA定量	5.78×10^4 cop/mL	$< 4.00 \times 10^2$ cop/mL
ALT	145 U/L	$\leqslant 35$ U/L
AST	116 U/L	$14 \sim 36$ U/L

2.您的最终报告中是否有进一步检查建议？如果有，做哪些检查？

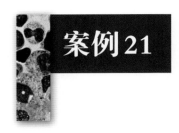

案例21

【病史】

24岁女性，发热。血液学检验结果详见表3-13、表3-14，外周血涂片形态见图3-5。

表3-13 案例21患者血液分析仪数据及分类结果

参 数		检测结果	参考区间
血液分析仪	RBC	4.76×10^{12}/L	$(3.8 \sim 5.1) \times 10^{12}$/L
	Hb	137.0 g/L	$115 \sim 150$ g/L
	HCT	42.2%	$35\% \sim 45\%$
	MCV	88.6 fL	$82 \sim 100$ fL
	MCH	28.8 pg	$27 \sim 34$ pg
	MCHC	325 g/L	$316 \sim 354$ g/L
	RDW-SD	43.7 fL	$35.1 \sim 46.3$ fL
	RDW-CV	13.5%	$11.5\% \sim 14.5\%$
	WBC	16.28×10^9/L	$(3.5 \sim 9.5) \times 10^9$/L
	PLT	197×10^9/L	$(125 \sim 350) \times 10^9$/L
分 类	中性粒细胞	10.7%（1.74×10^9/L）	$(1.8 \sim 6.3) \times 10^9$/L
	淋巴细胞	48.6%（7.91×10^9/L）	$(1.1 \sim 3.2) \times 10^9$/L
	单核细胞	1.5%（0.24×10^9/L）	$(0.1 \sim 0.6) \times 10^9$/L
	嗜酸性粒细胞	0.1%（0.02×10^9/L）	$(0.02 \sim 0.52) \times 10^9$/L
	嗜碱性粒细胞	0.1%（0.02×10^9/L）	$(0.00 \sim 0.06) \times 10^9$/L
	异型淋巴细胞	39.0%	—

表3-14 案例21患者血涂片表现

血涂片	结 果
RBC	数量和形态正常
WBC	异型淋巴细胞占39.0%
PLT	数量和形态正常

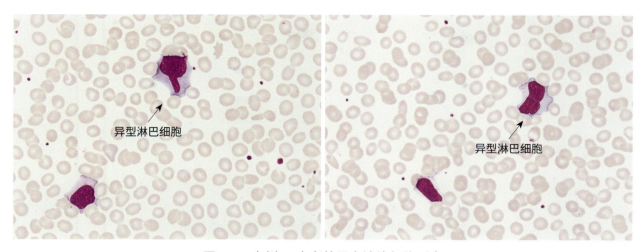

图3-5 案例21患者外周血涂片细胞形态

异型淋巴细胞

【问题】

1.鉴别诊断是什么?

　　基于鉴别诊断的需要,应做表3-15中的检查。

表3-15 案例21患者补充检查项目

项　目	结　果	参考区间
EB病毒早期抗原IgA抗体	阳性	阴性
EB病毒壳抗原IgA抗体	阳性	阴性
EB病毒壳抗原IgM抗体	阳性	阴性
EB病毒DNA定量	1.74×10^4 cop/mL	$< 4.00 \times 10^2$ cop/mL

2.您的最终报告中是否有进一步检查建议?如果有,做哪些检查?

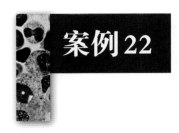

案例22

【病史】

11岁患儿，发热伴咳嗽。血液学检验结果详见表3-16、表3-17，外周血涂片形态见图3-6。

表3-16　案例22患者血液分析仪数据及分类结果

参　数		检测结果	参考区间
血液分析仪	RBC	$4.95 \times 10^{12}/L$	$(3.8 \sim 5.1) \times 10^{12}/L$
	Hb	137.0 g/L	$115 \sim 150$ g/L
	HCT	43.3%	$35\% \sim 45\%$
	MCV	87.5 fL	$82 \sim 100$ fL
	MCH	27.7 pg	$27 \sim 34$ pg
	MCHC	317 /L	$316 \sim 354$ g/L
	RDW-SD	41.5 fL	$35.1 \sim 46.3$ fL
	RDW-CV	13.1%	$11.5\% \sim 14.5\%$
	WBC	$14.68 \times 10^9/L$	$(3.5 \sim 9.5) \times 10^9/L$
	PLT	$190 \times 10^9/L$	$(125 \sim 350) \times 10^9/L$
分　类	中性粒细胞	21.0%（$1.49 \times 10^9/L$）	$(1.8 \sim 6.3) \times 10^9/L$
	淋巴细胞	51.0%（$1.34 \times 10^9/L$）	$(1.1 \sim 3.2) \times 10^9/L$
	单核细胞	3.0%（$0.26 \times 10^9/L$）	$(0.1 \sim 0.6) \times 10^9/L$
	嗜酸性粒细胞	0.0%（$0.01 \times 10^9/L$）	$(0.02 \sim 0.52) \times 10^9/L$
	嗜碱性粒细胞	0.0%（$0.00 \times 10^9/L$）	$(0.00 \sim 0.06) \times 10^9/L$
	异型淋巴细胞	25.0%	—

表3-17　案例22患者血涂片表现

血涂片	结　果
RBC	数量和形态正常
WBC	异型淋巴细胞占25.0%
PLT	数量和形态正常

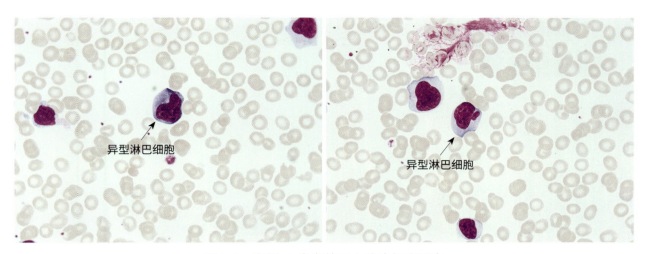

图3-6 案例22患者外周血涂片细胞形态

异型淋巴细胞

【问题】

1. 鉴别诊断是什么？

基于鉴别诊断的需要，应做表3-18中的检查。

表3-18 案例22患者补充检查项目

项 目	结 果	参考区间
EB病毒DNA定量	1.70×10^3 cop/mL	$< 4.00 \times 10^2$ cop/mL
PCT	0.10 ng/mL	$0 \sim 0.046$ ng/mL

2. 您的最终报告中是否有进一步检查建议？如果有，做哪些检查？

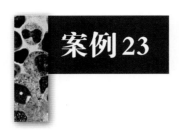

案例23

【病史】

71岁女性，反复咳嗽、气喘。血液学检验结果详见表3-19、表3-20，外周血涂片形态见图3-7。

表3-19　案例23患者血液分析仪数据及分类结果

参　　数		检测结果	参考区间
血液分析仪	RBC	$3.65 \times 10^{12}/L$	$(3.8 \sim 5.1) \times 10^{12}/L$
	Hb	108.0 g/L	$115 \sim 150$ g/L
	HCT	34.6%	$35\% \sim 45\%$
	MCV	94.6 fL	$82 \sim 100$ fL
	MCH	29.6 pg	$27 \sim 34$ pg
	MCHC	313 g/L	$316 \sim 354$ g/L
	RDW-SD	50.9 fL	$35.1 \sim 46.3$ fL
	RDW-CV	15.0%	$11.5\% \sim 14.5\%$
	WBC	$22.22 \times 10^9/L$	$(3.5 \sim 9.5) \times 10^9/L$
	PLT	$419 \times 10^9/L$	$(125 \sim 350) \times 10^9/L$
分　类	中性粒细胞	14.8%（$3.30 \times 10^9/L$）	$(1.8 \sim 6.3) \times 10^9/L$
	淋巴细胞	8.0%（$1.78 \times 10^9/L$）	$(1.1 \sim 3.2) \times 10^9/L$
	单核细胞	1.9%（$0.42 \times 10^9/L$）	$(0.1 \sim 0.6) \times 10^9/L$
	嗜酸性粒细胞	75.2%（$16.69 \times 10^9/L$）	$(0.02 \sim 0.52) \times 10^9/L$
	嗜碱性粒细胞	0.1%（$0.03 \times 10^9/L$）	$(0.00 \sim 0.06) \times 10^9/L$

表3-20　案例23患者血涂片表现

血涂片	结　果
RBC	轻度大小不一
WBC	嗜酸性粒细胞占75.2%，胞质中空泡易见
PLT	比例偏高，偶见小聚集，形态正常

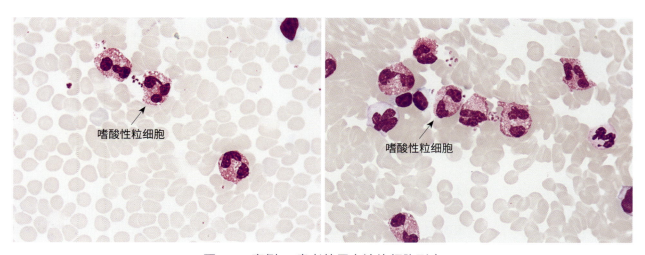

图3-7 案例23患者外周血涂片细胞形态
嗜酸性粒细胞

【问题】

1.鉴别诊断是什么？

基于鉴别诊断的需要，应做表3-21中的检查。

表3-21 案例23患者补充检查项目

项 目	结 果
骨髓涂片	嗜酸性粒细胞占42%，其中成熟型占33%，幼稚型占9%（中幼粒细胞占3%、晚幼粒细胞占6%），部分嗜酸性粒细胞胞质内可见空泡及颗粒增粗等表现
粪便常规检查	未找到虫卵

2.您的最终报告中是否有进一步检查建议？如果有，做哪些检查？

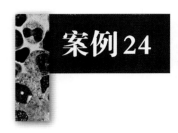

案例24

【病史】

76岁女性，头痛。血液学检验结果详见表3-22、表3-23，外周血涂片形态见图3-8。

表3-22 案例24患者血液分析仪数据及分类结果

	参 数	检测结果	参考区间
血液分析仪	RBC	4.15×10^{12}/L	$(3.8 \sim 5.1) \times 10^{12}$/L
	Hb	119.0 g/L	115 ~ 150 g/L
	HCT	36.1%	35% ~ 45%
	MCV	87.1 fL	82 ~ 100 fL
	MCH	28.7 pg	27 ~ 34 pg
	MCHC	329 g/L	316 ~ 354 g/L
	RDW-SD	42.1 fL	35.1 ~ 46.3 fL
	RDW-CV	13.5%	11.5% ~ 14.5%
	WBC	26.24×10^9/L	$(3.5 \sim 9.5) \times 10^9$/L
	PLT	15×10^9/L	$(125 \sim 350) \times 10^9$/L
分 类	中性粒细胞	24.4%（6.40×10^9/L）	$(1.8 \sim 6.3) \times 10^9$/L
	淋巴细胞	6.6%（1.73×10^9/L）	$(1.1 \sim 3.2) \times 10^9$/L
	单核细胞	1.8%（0.46×10^9/L）	$(0.1 \sim 0.6) \times 10^9$/L
	嗜酸性粒细胞	67.0%（17.59×10^9/L）	$(0.02 \sim 0.52) \times 10^9$/L
	嗜碱性粒细胞	0.2%（0.06×10^9/L）	$(0.00 \sim 0.06) \times 10^9$/L

表3-23 案例24患者血涂片表现

血涂片	结 果
RBC	数量和形态正常
WBC	嗜酸性粒细胞明显增多
PLT	数量明显减少

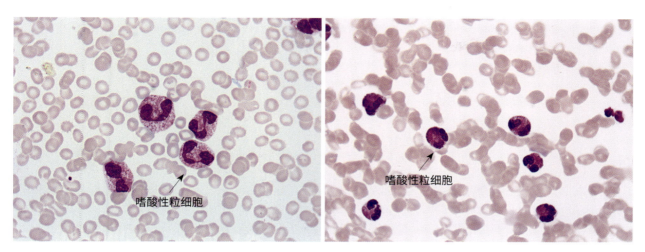

图3-8　案例24患者外周血涂片细胞形态

嗜酸性粒细胞

【问题】

1. 鉴别诊断是什么？

基于鉴别诊断的需要，应做表3-24中的检查。

表3-24　案例24患者补充检查项目

项　目	结　果
骨髓涂片	嗜酸性粒细胞占53%，其中成熟型占42%，幼稚型占11%（中幼粒细胞占4%、晚幼粒细胞占7%），部分粒细胞胞质内可见空泡及颗粒增粗等退行性变。巨核系增生且伴有明显成熟障碍表现
粪便常规检查	未找到虫卵

2. 您的最终报告中是否有进一步检查建议？如果有，做哪些检查？

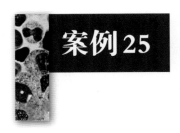

案例25

【病史】

71岁男性，中上腹饱胀不适。血液学检验结果详见表3-25、表3-26，外周血涂片形态见图3-9。

表3-25　案例25患者血液分析仪数据及分类结果

参　数		检测结果	参考区间
血液分析仪	RBC	$2.09 \times 10^{12}/L$	$(4.3 \sim 5.8) \times 10^{12}/L$
	Hb	78.0 g/L	130 ～ 175 g/L
	HCT	22.1%	40% ～ 50%
	MCV	105.7 fL	82 ～ 100 fL
	MCH	37.1 pg	27 ～ 34 pg
	MCHC	351 g/L	316 ～ 354 g/L
	RDW-SD	62.8 fL	35.1 ～ 46.3 fL
	RDW-CV	16.3%	11.5% ～ 14.5%
	WBC	$3.93 \times 10^{9}/L$	$(3.5 \sim 9.5) \times 10^{9}/L$
	PLT	$14 \times 10^{9}/L$	$(125 \sim 350) \times 10^{9}/L$
分　类	中性粒细胞	3.0%（$0.12 \times 10^{9}/L$）	$(1.8 \sim 6.3) \times 10^{9}/L$
	淋巴细胞	57.0%（$2.24 \times 10^{9}/L$）	$(1.1 \sim 3.2) \times 10^{9}/L$
	单核细胞	1.0%（$0.04 \times 10^{9}/L$）	$(0.1 \sim 0.6) \times 10^{9}/L$
	嗜酸性粒细胞	0.0%（$0.00 \times 10^{9}/L$）	$(0.02 \sim 0.52) \times 10^{9}/L$
	嗜碱性粒细胞	2.0%（$0.08 \times 10^{9}/L$）	$(0.00 \sim 0.06) \times 10^{9}/L$
	原始细胞	36.0%	—
	有核红细胞	2/100 WBC	—

表3-26　案例25患者血涂片表现

血涂片	结　果
RBC	轻度大小不一
WBC	原始细胞占36.0%；可见奥氏小体
PLT	数量明显减少

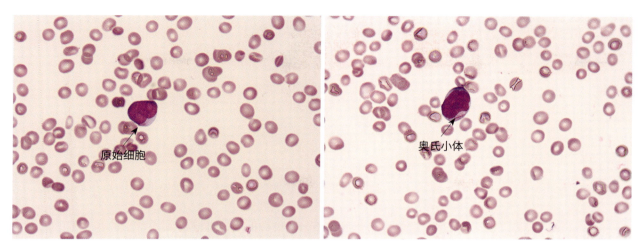

A.原始细胞   B.奥氏小体

图3-9 案例25患者外周血涂片细胞形态

【问题】

1.鉴别诊断是什么?

基于鉴别诊断的需要,应做表3-27中的检查。

表3-27 案例25患者补充检查项目

项 目	结 果
骨髓涂片	原始粒细胞占90%,该类细胞胞体大小不一,呈圆、类圆形,胞质呈灰蓝色,部分可见少量嗜天青颗粒,奥氏小体较易见,胞核呈圆、类圆或不规则形,可部分见凹陷、折叠、扭曲,核染色质细致,可见1~3个大小不一清晰核仁
骨髓POX染色	原始细胞:2%(±);10%(+);25%(++);63%(+++)~(++++)
骨髓氯乙酸AS-D萘酚酯酶染色	33%(−);16%(±);15%(+);18%(++);18%(+++)~(++++)。强阳性颗粒多集中于胞核凹陷处
骨髓流式细胞术	CD117+细胞占87.5%,其免疫表型为CD34部分+、CD117+、CD33+、HLA-DR+、CD13+、CD38+、CD14−、CD64−、CD56bri、CD4−、CD7−、CD19−、CD3−
细胞遗传学检测	*AML1/ETO*融合基因阳性;*KIT*基因p.R815_D816delinsG缺失插入变异;t(8;21)(q22;q22)

2.您的最终报告中是否有进一步检查建议?如果有,做哪些检查?

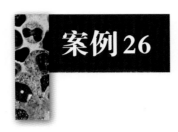

案例26

【病史】

60岁男性，头晕、乏力。血液学检验结果详见表3-28、表3-29，外周血涂片形态见图3-10。

表3-28　案例26患者血液分析仪数据及分类结果

参　数		检测结果	参考区间
血液分析仪	RBC	$1.40 \times 10^{12}/L$	$(4.3 \sim 5.8) \times 10^{12}/L$
	Hb	52.0 g/L	$130 \sim 175$ g/L
	HCT	15.4%	$40\% \sim 50\%$
	MCV	110.3 fL	$82 \sim 100$ fL
	MCH	37.5 pg	$27 \sim 34$ pg
	MCHC	340 g/L	$316 \sim 354$ g/L
	RDW-SD	66.1 fL	$35.1 \sim 46.3$ fL
	RDW-CV	16.2%	$11.5\% \sim 14.5\%$
	WBC	$8.68 \times 10^9/L$	$(3.5 \sim 9.5) \times 10^9/L$
	PLT	$12 \times 10^9/L$	$(125 \sim 350) \times 10^9/L$
分　类	中性粒细胞	48.0%（$4.47 \times 10^9/L$）	$(1.8 \sim 6.3) \times 10^9/L$
	淋巴细胞	7.0%（$0.61 \times 10^9/L$）	$(1.1 \sim 3.2) \times 10^9/L$
	单核细胞	12.0%（$1.04 \times 10^9/L$）	$(0.1 \sim 0.6) \times 10^9/L$
	嗜酸性粒细胞	0.0%（$0.00 \times 10^9/L$）	$(0.02 \sim 0.52) \times 10^9/L$
	嗜碱性粒细胞	0.0%（$0.00 \times 10^9/L$）	$(0.00 \sim 0.06) \times 10^9/L$
	原始细胞	33.0%	—

表3-29　案例26患者血涂片表现

血涂片	结　果
RBC	明显大小不一
WBC	原始细胞占33.0%，可见杯口细胞
PLT	偶见

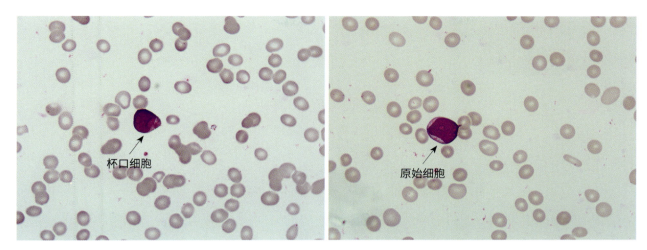

A.杯口细胞　　　　　　　　　　　　B.原始细胞

图3-10　案例26患者外周血涂片细胞形态

【问题】

1.鉴别诊断是什么？

基于鉴别诊断的需要，应做表3-30中的检查。

表3-30　案例26患者补充检查项目

项　目	结　果
骨髓涂片	原始粒细胞占40.0%，该类细胞胞体中等偏大，呈圆、类圆形，胞质量少，呈灰蓝色，部分可见嗜天青颗粒，胞核呈圆、类圆形，核染色质较细致，可见1～5个清晰核仁，偶见杯口细胞
骨髓POX染色	原始细胞：大部分（±）～（+）
骨髓流式细胞术	CD34+细胞占40.5%，其免疫表型为CD34+、CD117+、CD33+、HLA-DR+、CD13+、CD38+、CD15-、CD11b-、CD64部分+、CD56部分+、CD7部分+、CD19-、CD3-
分子生物学检测	*NPM1*、*RUNX1*、*PTPN11*、*NRAS*突变

2.您的最终报告中是否有进一步检查建议？如果有，做哪些检查？

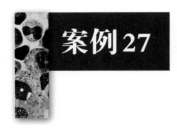

案例27

【病史】

76岁女性，右足踝部红肿热痛。血液学检验结果详见表3-31、表3-32，外周血涂片形态见图3-11。

表3-31　案例27患者血液分析仪数据及分类结果

参　数		检测结果	参考区间
血液分析仪	RBC	2.56×10^{12}/L	$(3.8 \sim 5.1) \times 10^{12}$/L
	Hb	85.0 g/L	$115 \sim 150$ g/L
	HCT	25.2%	$35\% \sim 45\%$
	MCV	98.2 fL	$82 \sim 100$ fL
	MCH	33.3 pg	$27 \sim 34$ pg
	MCHC	339 g/L	$316 \sim 354$ g/L
	RDW-SD	48.7 fL	$35.1 \sim 46.3$ fL
	RDW-CV	13.4%	$11.5\% \sim 14.5\%$
	WBC	3.18×10^{9}/L	$(3.5 \sim 9.5) \times 10^{9}$/L
	PLT	54×10^{9}/L	$(125 \sim 350) \times 10^{9}$/L
分　类	中性粒细胞	1.0%（0.32×10^{9}/L）	$(1.8 \sim 6.3) \times 10^{9}$/L
	淋巴细胞	19.0%（0.60×10^{9}/L）	$(1.1 \sim 3.2) \times 10^{9}$/L
	单核细胞	50.0%（1.59×10^{9}/L）	$(0.1 \sim 0.6) \times 10^{9}$/L
	嗜酸性粒细胞	1.0%（0.03×10^{9}/L）	$(0.02 \sim 0.52) \times 10^{9}$/L
	嗜碱性粒细胞	0.0%（0.00×10^{9}/L）	$(0.00 \sim 0.06) \times 10^{9}$/L
	原始细胞、幼稚细胞	29.0%	—
	有核红细胞	2/100 WBC	—

表3-32 案例27患者血涂片表现

血涂片	结 果
RBC	轻度大小不一
WBC	原始细胞、幼稚细胞占29.0%
PLT	罕见

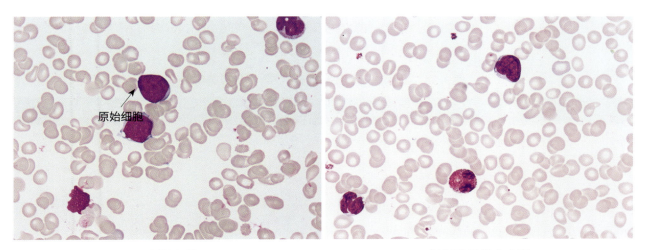

A.原始细胞   B.红细胞轻度大小不一

图3-11 案例27患者外周血涂片细胞形态

【问题】

1.鉴别诊断是什么?

基于鉴别诊断的需要,应做表3-33中的检查。

表3-33 案例27患者补充检查项目

项 目	结 果
骨髓涂片	原始细胞占22.5%,该类细胞胞体较大,呈圆、类圆形,部分胞质可见少量紫红色颗粒,偶见细长奥氏小体,胞核呈圆、类圆、凹陷或不规则形,核染色质较细致,部分可见1~5个清晰核仁,嗜酸性粒细胞占14.0%
骨髓POX染色	原始细胞:15%(-);30%(±),45%(+),10%(++)
骨髓流式细胞术	CD117+原始/幼稚细胞占26.5%,其免疫表型为CD34部分+、CD117+、CD33+、HLA-DR+、CD13+、CD56-、CD15-、CD11b-、CD38+、CD7-、CD19-、CD10-
细胞遗传学检测	CBFβ/MYH11融合基因阳性;inv(16)(p13.1q22)

2.您的最终报告中是否有进一步检查建议?如果有,做哪些检查?

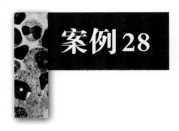

案例28

【病史】

67岁女性，乳腺癌术后，贫血。血液学检验结果详见表3-34、表3-35，外周血涂片形态见图3-12。

表3-34　案例28患者血液分析仪数据及分类结果

参　　数		检测结果	参考区间
血液分析仪	RBC	$2.4 \times 10^{12}/L$	$(3.8 \sim 5.1) \times 10^{12}/L$
	Hb	81.0 g/L	115 ~ 150 g/L
	HCT	24.2%	35% ~ 45%
	MCV	100.7 fL	82 ~ 100 fL
	MCH	33.7 pg	27 ~ 34 pg
	MCHC	334 g/L	316 ~ 354 g/L
	RDW-SD	57.7 fL	35.1 ~ 46.3 fL
	RDW-CV	15.7%	11.5% ~ 14.5%
	WBC	$25.32 \times 10^9/L$	$(3.5 \sim 9.5) \times 10^9/L$
	PLT	$13 \times 10^9/L$	$(125 \sim 350) \times 10^9/L$
分　　类	中性粒细胞	4.0%（$1.01 \times 10^9/L$）	$(1.8 \sim 6.3) \times 10^9/L$
	淋巴细胞	6.0%（$1.52 \times 10^9/L$）	$(1.1 \sim 3.2) \times 10^9/L$
	单核细胞	7.0%（$1.77 \times 10^9/L$）	$(0.1 \sim 0.6) \times 10^9/L$
	嗜酸性粒细胞	0.0%（$0.00 \times 10^9/L$）	$(0.02 \sim 0.52) \times 10^9/L$
	嗜碱性粒细胞	0.0%（$0.00 \times 10^9/L$）	$(0.00 \sim 0.06) \times 10^9/L$
	中性幼粒细胞	8.0%	—
	异常早幼粒细胞	75.0%	—
	有核红细胞	1/100 WBC	

表3-35　案例28患者血涂片表现

血涂片	结　果
RBC	中度大小不一；裂片红细胞及嗜多色性红细胞可见
WBC	异常早幼粒细胞占75.0%
PLT	数量减少

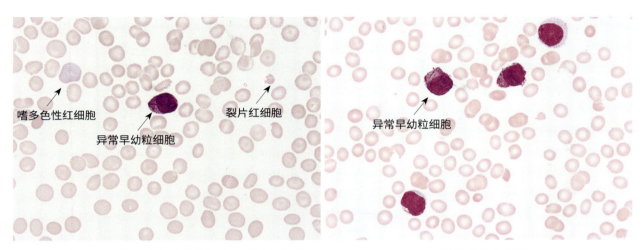

A.嗜多色性红细胞、异常早幼粒细胞、裂片红细胞　　　　　B.异常早幼粒细胞

图3-12　案例28患者外周血涂片细胞形态

【问题】

1.鉴别诊断是什么？

　　基于鉴别诊断的需要，应做表3-36、表3-37中的检查。APL最显著的临床表现为出血倾向，是患者死亡的主要原因，因此，外周血片见异常早幼粒细胞应立即通知医生。

表3-36　案例28患者凝血功能检查结果

项　目	结　果	参考区间
PT	11.6秒	9～13秒
INR	0.99	0.75～1.2
APTT	27.1秒	20～40秒
TT	14.5秒	14～21秒
FIB	4.47 g/L	2～4 g/L
D-D	42.38 mg/L	0～0.5 mg/L
FDP	128.18 mg/L	0～5 mg/L

表3-37　案例28患者补充检查项目

项　目	结　果
骨髓涂片	异常早幼粒细胞占80.0%，该类细胞胞体呈圆、类圆、不规则形，胞质丰富，呈深紫红色，部分可见伪足样突起，浆内充满大量的嗜天青颗粒，"柴束状"奥氏小体，胞核扭曲、折叠、凹陷、切迹等不规则形，部分可见1～6个核仁
骨髓POX染色	异常早幼粒细胞：100%（++++）
骨髓流式细胞术	异常早幼粒细胞占85.2%，其免疫表型为CD34−、CD117部分＋、CD9+、CD123+、CD33+、CD13+、CD38+、CD64+、CD4−、cMPO+、HLA-DR−、CD14−、CD56−、CD19−、CD3−
细胞遗传学检测	*PML/RARa*融合基因阳性；t（15；17）（q24；q21）

2.您的最终报告中是否有进一步检查建议？如果有，做哪些检查？

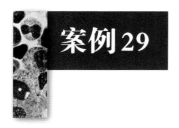

案例29

【病史】

74岁男性，头晕不适，伴乏力。血液学检验结果详见表3-38、表3-39，外周血涂片形态见图3-13。

表3-38 案例29患者血液分析仪数据及分类结果

参 数		检测结果	参考区间
血液分析仪	RBC	2.38×10^{12}/L	$(4.3 \sim 5.8) \times 10^{12}$/L
	Hb	84.0 g/L	130 ~ 175 g/L
	HCT	24.2%	40% ~ 50%
	MCV	101.6 fL	82 ~ 100 fL
	MCH	35.1 pg	27 ~ 34 pg
	MCHC	346 g/L	316 ~ 354 g/L
	RDW-SD	56.9 fL	35.1 ~ 46.3 fL
	RDW-CV	15.7%	11.5% ~ 14.5%
	WBC	1.93×10^9/L	$(3.5 \sim 9.5) \times 10^9$/L
	PLT	35×10^9/L	$(125 \sim 350) \times 10^9$/L
分 类	中性粒细胞	16.0%（0.31×10^9/L）	$(1.8 \sim 6.3) \times 10^9$/L
	淋巴细胞	15.0%（0.29×10^9/L）	$(1.1 \sim 3.2) \times 10^9$/L
	单核细胞	16.0%（0.31×10^9/L）	$(0.1 \sim 0.6) \times 10^9$/L
	嗜酸性粒细胞	0.0%（0.00×10^9/L）	$(0.02 \sim 0.52) \times 10^9$/L
	嗜碱性粒细胞	0.0%（0.00×10^9/L）	$(0.00 \sim 0.06) \times 10^9$/L
	中性幼粒细胞	10.0%	—
	异常早幼粒细胞	53.0%	—

表3-39　案例29患者血涂片表现

血涂片	结　果
RBC	中度大小不一
WBC	数量明显减少；异常早幼粒细胞占53.0%
PLT	数量减少

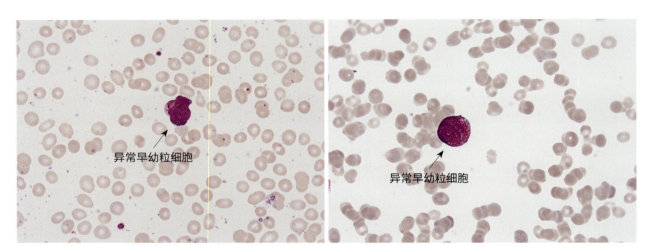

异常早幼粒细胞　　　　　　　　　　　　异常早幼粒细胞

图3-13　案例29患者外周血涂片细胞形态

异常早幼粒细胞

【问题】

1. 鉴别诊断是什么？

　　基于鉴别诊断的需要，应做表3-40、表3-41中的检查。APL最显著的临床表现为出血倾向，是患者死亡的主要原因，因此，外周血片见异常早幼粒细胞应立即通知医生。

表3-40　案例29患者凝血功能检查结果

项　目	结　果	参考区间
PT	13.1秒	9～13秒
INR	1.13	0.75～1.2
APTT	27.2秒	20～40秒
TT	15.8秒	14～21秒
FIB	2.02 g/L	2～4 g/L
D-D	17.39 mg/L	0～0.5 mg/L
FDP	69.20 mg/L	0～5 mg/L

表3-41　案例29患者补充检查项目

项　目	结　果
骨髓涂片	异常早幼粒细胞占71.0%，胞质丰富，呈深紫红色，大部分边缘可见伪足样突起，浆内充满大量的嗜天青颗粒，"柴束状"奥氏小体，胞核扭曲、折叠、凹陷、切迹等不规则形，部分可见1～2个清晰核仁
骨髓POX染色	异常早幼粒细胞：100%（++++）
骨髓流式细胞术	异常细胞群占83.0%，其免疫表型为CD34−、CD117+、CD33++、CD13+、HLA-DR−、CD64+、CD14−、CD38+、CD15少数+、CD11b−、CD56−、CD4−、CD19−、CD3−
细胞遗传学检测	$PML/RAR\alpha$融合基因阳性；t（15；17）（q24；q21）

2.您的最终报告中是否有进一步检查建议？如果有，做哪些检查？

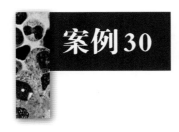

案例30

【病史】

44岁女性，发热、乏力、咽部不适。血液学检验结果详见表3-42、表3-43，外周血涂片形态见图3-14。

表3-42 案例30患者血液分析仪数据及分类结果

参　数		检测结果	参考区间
血液分析仪	RBC	1.6×10^{12}/L	$(3.8 \sim 5.1) \times 10^{12}$/L
	Hb	51.0 g/L	$115 \sim 150$ g/L
	HCT	14.3%	$35\% \sim 45\%$
	MCV	89.5 fL	$82 \sim 100$ fL
	MCH	32.1 pg	$27 \sim 34$ pg
	MCHC	359 g/L	$316 \sim 354$ g/L
	RDW-SD	40.07 fL	$35.1 \sim 46.3$ fL
	RDW-CV	12.4%	$11.5\% \sim 14.5\%$
	WBC	0.95×10^9/L	$(3.5 \sim 9.5) \times 10^9$/L
	PLT	16×10^9/L	$(125 \sim 350) \times 10^9$/L
分　类	中性粒细胞	12.0%（0.11×10^9/L）	$(1.8 \sim 6.3) \times 10^9$/L
	淋巴细胞	60.0%（0.59×10^9/L）	$(1.1 \sim 3.2) \times 10^9$/L
	单核细胞	4.0%（0.04×10^9/L）	$(0.1 \sim 0.6) \times 10^9$/L
	嗜酸性粒细胞	0.0%（0.00×10^9/L）	$(0.02 \sim 0.52) \times 10^9$/L
	嗜碱性粒细胞	0.0%（0.00×10^9/L）	$(0.00 \sim 0.06) \times 10^9$/L
	异常早幼粒细胞	24.0%	—

表3-43 案例30患者血涂片表现

血涂片	结　果
RBC	中度大小不一，泪滴样红细胞可见
WBC	异常早幼粒细胞（颗粒减少型）占24.0%
PLT	数量明显减少

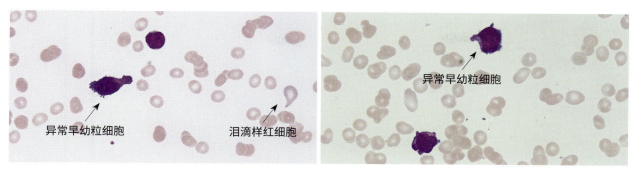

A.异常早幼粒细胞、泪滴样红细胞　　　　　　　B.异常早幼粒细胞

图3-14　案例30患者外周血涂片细胞形态

【问题】

1.鉴别诊断是什么？

基于鉴别诊断的需要，应做表3-44、表3-45中的检查。APL最显著的临床表现为出血倾向，是患者死亡的主要原因，因此，外周血片见异常早幼粒细胞应立即通知医生。

表3-44　案例30患者凝血功能检查结果

项　目	结　果	参考区间
PT	12.6秒	9 ～ 13秒
INR	1.08	0.75 ～ 1.2
APTT	30.1秒	20 ～ 40秒
TT	15.7秒	14 ～ 21秒
FIB	4.21 g/L	2 ～ 4 g/L
D-D	4.50 mg/L	0 ～ 0.5 mg/L
FDP	14.64 mg/L	0 ～ 5 mg/L

表3-45　案例30患者补充检查项目

项　目	结　果
骨髓涂片	异常早幼粒细胞占49%，该类细胞胞体中等大小，呈圆、类圆形，胞质量少，偶见少量紫红色颗粒，部分可见拖尾，胞核呈圆、类圆形、偶有凹陷、折叠，核染色质较细致，部分核仁隐约可见
骨髓POX染色	异常早幼粒细胞：100%（++++）
骨髓流式细胞术	原始/幼稚细胞占有核细胞总数约49.7%，其免疫表型为CD34部分+、CD117+、CD33++、CD13+、HLA-DR少量+、CD38−、CD10−、CD19−、CD56−、CD64+、CD7−、CD3−、CD2−、CD123+、CD9−、cCD3−、MPO+、CD15−、CD11b−
细胞遗传学检测	PML/RARα融合基因阳性；t（15；17）（q24；q21）

2.您的最终报告中是否有进一步检查建议？如果有，做哪些检查？

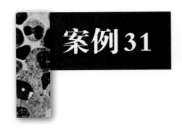

案例31

【病史】

83岁男性，反复发热。血液学检验结果详见表3-46、表3-47，外周血涂片形态见图3-15。

表3-46　案例31患者血液分析仪数据及分类结果

参　数		检测结果	参考区间
血液分析仪	RBC	$2.42 \times 10^{12}/L$	$(4.3 \sim 5.8) \times 10^{12}/L$
	Hb	80.0 g/L	130 $\sim$ 175 g/L
	HCT	24.2%	40% $\sim$ 50%
	MCV	100.2 fL	82 $\sim$ 100 fL
	MCH	33.0 pg	27 $\sim$ 34 pg
	MCHC	329 g/L	316 $\sim$ 354 g/L
	RDW-SD	59.1 fL	35.1 $\sim$ 46.3 fL
	RDW-CV	16.3%	11.5% $\sim$ 14.5%
	WBC	$94.21 \times 10^{9}/L$	$(3.5 \sim 9.5) \times 10^{9}/L$
	PLT	$73 \times 10^{9}/L$	$(125 \sim 350) \times 10^{9}/L$
分　类	中性粒细胞	5.0%（$4.71 \times 10^{9}/L$）	$(1.8 \sim 6.3) \times 10^{9}/L$
	淋巴细胞	6.0%（$5.65 \times 10^{9}/L$）	$(1.1 \sim 3.2) \times 10^{9}/L$
	单核细胞	1.0%（$0.94 \times 10^{9}/L$）	$(0.1 \sim 0.6) \times 10^{9}/L$
	嗜酸性粒细胞	0.0%（$0.00 \times 10^{9}/L$）	$(0.02 \sim 0.52) \times 10^{9}/L$
	嗜碱性粒细胞	0.0%（$0.00 \times 10^{9}/L$）	$(0.00 \sim 0.06) \times 10^{9}/L$
	原始细胞、幼稚细胞	87.0%	—

表3-47　案例31患者血涂片表现

血涂片	结　果
RBC	中度大小不一
WBC	原始细胞、幼稚细胞占87.0%
PLT	数量减少

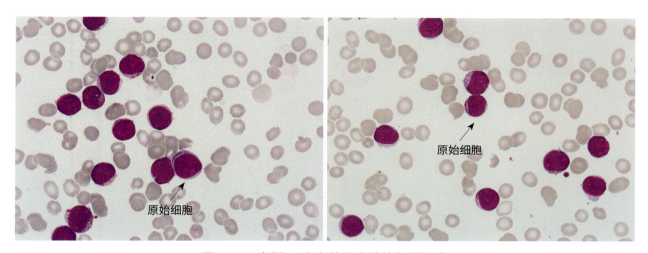

图3-15 案例31患者外周血涂片细胞形态
原始细胞

【问题】

1. 鉴别诊断是什么？

基于鉴别诊断的需要，应做表3-48中的检查。

表3-48 案例31患者补充检查项目

项 目	结 果
骨髓涂片	原始细胞、早幼粒细胞占94.0%，该类细胞胞体大小不一，呈圆、类圆形，胞质量少，呈淡蓝色，部分可见多少不一嗜天青颗粒，胞核呈类圆、不规则形，部分可见扭曲、折叠、凹陷或切迹，核染色质细致，可见1～4个大小不一的清晰核仁
骨髓流式细胞术	原始/幼稚髓细胞占90.5%，其免疫表型为CD34−、CD117部分+、CD33+、HLA-DR−、CD13+、CD15−、CD10−、CD14−、CD64少量+、CD38部分+、CD56少量+、CD4−、CD7−、CD19−、CD3−、CD9部分+、CD123−
分子生物学检测	*DNMT3A*、*NPM1*突变

2. 您的最终报告中是否有进一步检查建议？如果有，做哪些检查？

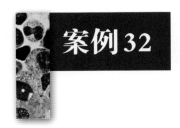

案例32

【病史】

51岁女性，四肢散在瘀点、发热。血液学检验结果详见表3-49、表3-50，外周血涂片形态见图3-16。

表3-49　案例32患者血液分析仪数据及分类结果

参　数		检测结果	参考区间
血液分析仪	RBC	3.04×10^{12}/L	$(3.8 \sim 5.1) \times 10^{12}$/L
	Hb	102.0 g/L	115 ～ 150 g/L
	HCT	31.1%	35% ～ 45%
	MCV	102.2 fL	82 ～ 100 fL
	MCH	33.4 pg	27 ～ 34 pg
	MCHC	327 g/L	316 ～ 354 g/L
	RDW-SD	53.7 fL	35.1 ～ 46.3 fL
	RDW-CV	14.5%	11.5% ～ 14.5%
	WBC	20.91×10^9/L	$(3.5 \sim 9.5) \times 10^9$/L
	PLT	10×10^9/L	$(125 \sim 350) \times 10^9$/L
分　类	中性粒细胞	24.0%（5.02×10^9/L）	$(1.8 \sim 6.3) \times 10^9$/L
	淋巴细胞	5.0%（1.05×10^9/L）	$(1.1 \sim 3.2) \times 10^9$/L
	单核细胞	12.0%（2.51×10^9/L）	$(0.1 \sim 0.6) \times 10^9$/L
	嗜酸性粒细胞	0.0%（0.00×10^9/L）	$(0.02 \sim 0.52) \times 10^9$/L
	嗜碱性粒细胞	0.0%（0.00×10^9/L）	$(0.00 \sim 0.06) \times 10^9$/L
	原始细胞、幼稚细胞	45.0%	—
	有核红细胞	4/100 WBC	—

表3-50　案例32患者血涂片表现

血涂片	结　果
RBC	轻度大小不一
WBC	原始细胞、幼稚细胞占45.0%；可见奥氏小体
PLT	罕见

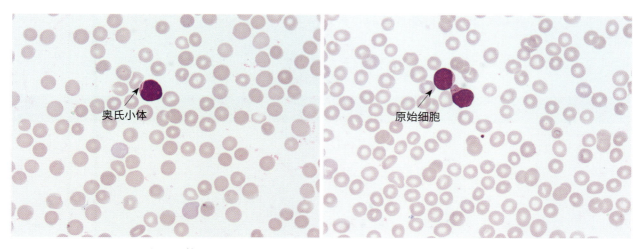

A.奥氏小体　　　　　　　　　　　　　　　　　　B.原始细胞

图3-16　案例32患者外周血涂片细胞形态

【问题】

1.鉴别诊断是什么？

基于鉴别诊断的需要，应做表3-51中的检查。

表3-51　案例32患者补充检查项目

项　目	结　果
骨髓涂片	原始细胞、早幼粒细胞占54.0%，该类细胞大小不一，呈圆、类圆形，胞质呈灰蓝色，可见多少不一嗜天青颗粒，奥氏小体较易见，胞核呈圆、类圆或不规则形，部分可见扭曲、折叠、凹陷或切迹，核染色质细致，可见1～4个大小不一的清晰核仁
骨髓流式细胞术	原始/幼稚髓细胞占47.8%，其免疫表型为CD34部分+、CD117+、CD33+、HLA-DR+、CD13部分+、CD15−、CD10−、CD14−、CD64−、CD38+、CD56−、CD4、CD7少量+、CD19−、CD3−
分子生物学检测	*CEBPA*、*TET2*、*WT1*突变

2.您的最终报告中是否有进一步检查建议？如果有，做哪些检查？

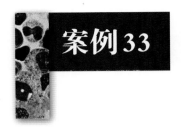

案例33

【病史】

68岁男性，反复鼻腔少量出血。血液学检验结果详见表3-52、表3-53，外周血涂片形态见图3-17。

表3-52　案例33患者血液分析仪数据及分类结果

参　数		检测结果	参考区间
血液分析仪	RBC	$1.71 \times 10^{12}/L$	$(4.3 \sim 5.8) \times 10^{12}/L$
	Hb	54.0 g/L	$130 \sim 175$ g/L
	HCT	18.1%	$40\% \sim 50\%$
	MCV	105.9 fL	$82 \sim 100$ fL
	MCH	31.5 pg	$27 \sim 34$ pg
	MCHC	298 g/L	$316 \sim 354$ g/L
	RDW-SD	95.0 fL	$35.1 \sim 46.3$ fL
	RDW-CV	25.0%	$11.5\% \sim 14.5\%$
	WBC	$78.94 \times 10^9/L$	$(3.5 \sim 9.5) \times 10^9/L$
	PLT	$10 \times 10^9/L$	$(125 \sim 350) \times 10^9/L$
分　类	中性粒细胞	24.0%（$18.95 \times 10^9/L$）	$(1.8 \sim 6.3) \times 10^9/L$
	淋巴细胞	5.0%（$3.95 \times 10^9/L$）	$(1.1 \sim 3.2) \times 10^9/L$
	单核细胞	9.0%（$7.10 \times 10^9/L$）	$(0.1 \sim 0.6) \times 10^9/L$
	嗜酸性粒细胞	5.0%（$3.95 \times 10^9/L$）	$(0.02 \sim 0.52) \times 10^9/L$
	嗜碱性粒细胞	0.0%（$0.00 \times 10^9/L$）	$(0.00 \sim 0.06) \times 10^9/L$
	中性幼粒细胞	4.0%	—
	原始细胞	53.0%	—
	有核红细胞	27/100 WBC	

表3-53　案例33患者血涂片表现

血涂片	结　果
RBC	中度大小不一，有核红细胞易见
WBC	原始细胞占53.0%；奥氏小体易见
PLT	数量明显减少

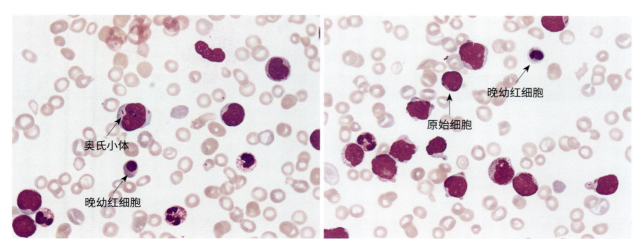

A.晚幼红细胞、奥氏小体　　　　　　　　B.晚幼红细胞、原始细胞

图3-17　案例33患者外周血涂片细胞形态

【问题】

1.鉴别诊断是什么？

　　基于鉴别诊断的需要，应做表3-54中的检查。

表3-54　案例33患者补充检查项目

项　目	结　果
骨髓涂片	原始粒细胞占42.0%，该类细胞胞体中等偏大，呈圆、类圆或不规则形，胞质呈灰蓝色，部分可见伪足样突起，少许嗜天青颗粒，奥氏小体较易见，胞核呈圆、椭圆、折叠、扭曲或不规则形，核染色质较细致，可见1～3个大小不一清晰核仁
骨髓流式细胞术	CD34+细胞占40.5%，其免疫表型为CD34+、CD117+、CD33+、HLA-DR+、CD13+、CD38+、CD15-、CD11b-、CD64部分+、CD56部分+、CD7部分+、CD19-、CD3-
分子生物学检测	*CEBPA*、*CSF3R*、*WT1*突变

2.您的最终报告中是否有进一步检查建议？如果有，做哪些检查？

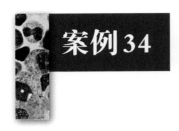

案例34

【病史】

78岁男性，精神萎靡。血液学检验结果详见表3-55、表3-56，外周血涂片形态见图3-18。

表3-55 案例34患者血液分析仪数据及分类结果

参　数		检测结果	参考区间
血液分析仪	RBC	$3.16 \times 10^{12}/L$	$(4.3 \sim 5.8) \times 10^{12}/L$
	Hb	107.0 g/L	130 ～ 175 g/L
	HCT	32.2%	40% ～ 50%
	MCV	102.0 fL	82 ～ 100 fL
	MCH	34.0 pg	27 ～ 34 pg
	MCHC	333 g/L	316 ～ 354 g/L
	RDW-SD	43.7 fL	35.1 ～ 46.3 fL
	RDW-CV	14.0%	11.5% ～ 14.5%
	WBC	$51.1 \times 10^{9}/L$	$(3.5 \sim 9.5) \times 10^{9}/L$
	PLT	$52 \times 10^{9}/L$	$(125 \sim 350) \times 10^{9}/L$
分　类	中性粒细胞	0.0% $(0.00 \times 10^{9}/L)$	$(1.8 \sim 6.3) \times 10^{9}/L$
	淋巴细胞	2.0% $(1.02 \times 10^{9}/L)$	$(1.1 \sim 3.2) \times 10^{9}/L$
	单核细胞	0.0% $(0.00 \times 10^{9}/L)$	$(0.1 \sim 0.6) \times 10^{9}/L$
	嗜酸性粒细胞	1.0% $(0.51 \times 10^{9}/L)$	$(0.02 \sim 0.52) \times 10^{9}/L$
	嗜碱性粒细胞	0.0% $(0.00 \times 10^{9}/L)$	$(0.00 \sim 0.06) \times 10^{9}/L$
	原始细胞、幼稚细胞	97.0%	—
	有核红细胞	2/100 WBC	—

表3-56 案例34患者血涂片表现

血涂片	结　果
RBC	轻度大小不一
WBC	原始细胞、幼稚细胞占97.0%，可见奥氏小体
PLT	数量减少

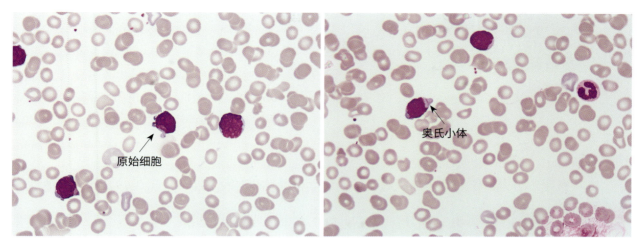

A.原始细胞 B.奥氏小体

图3-18 案例34患者外周血涂片细胞形态

【问题】

1.鉴别诊断是什么?

基于鉴别诊断的需要,应做表3-57中的检查。

表3-57 案例34患者补充检查项目

项 目	结 果
骨髓涂片	原始细胞、早幼粒细胞占84.0%,该类细胞大小不一,呈圆、类圆或不规则形,胞质呈灰蓝色,部分可见伪足样突起、嗜天青颗粒及奥氏小体,胞核呈圆、类圆或不规则形,部分可见扭曲、折叠、凹陷或切迹,核染色质细致,可见1～5个大小不一的清晰核仁
骨髓流式细胞术	原始/幼稚髓细胞占90.7%,其免疫表型为CD117+、CD34+、CD33+、HLA-DR+、CD13+、CD38+、CD15−、CD10−、CD19少量+、CD56部分+、CD11b−、CD7部分+、CD64−、CD36−、CD14−
分子生物学检测	*DNMT3A*、*TET2*、*TPMT*突变

2.您的最终报告中是否有进一步检查建议?如果有,做哪些检查?

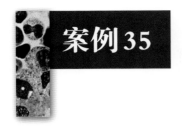

案例35

【病史】

71岁男性，乏力，伴活动后胸闷气喘。血液学检验结果详见表3-58、表3-59，外周血涂片形态见图3-19。

表3-58 案例35患者血液分析仪数据及分类结果

参 数		检测结果	参考区间
血液分析仪	RBC	$1.37 \times 10^{12}/L$	$(4.3 \sim 5.8) \times 10^{12}/L$
	Hb	44.0 g/L	130 ~ 175 g/L
	HCT	13.4%	40% ~ 50%
	MCV	97.2 fL	82 ~ 100 fL
	MCH	32.3 pg	27 ~ 34 pg
	MCHC	332 g/L	316 ~ 354 g/L
	RDW-SD	75.9 fL	35.1 ~ 46.3 fL
	RDW-CV	21.3%	11.5% ~ 14.5%
	WBC	$116.29 \times 10^9/L$	$(3.5 \sim 9.5) \times 10^9/L$
	PLT	$42 \times 10^9/L$	$(125 \sim 350) \times 10^9/L$
分 类	中性粒细胞	1.0%（$1.16 \times 10^9/L$）	$(1.8 \sim 6.3) \times 10^9/L$
	淋巴细胞	6.0%（$6.98 \times 10^9/L$）	$(1.1 \sim 3.2) \times 10^9/L$
	单核细胞	4.0%（$4.65 \times 10^9/L$）	$(0.1 \sim 0.6) \times 10^9/L$
	嗜酸性粒细胞	0.0%（$0.00 \times 10^9/L$）	$(0.02 \sim 0.52) \times 10^9/L$
	嗜碱性粒细胞	0.0%（$0.00 \times 10^9/L$）	$(0.00 \sim 0.06) \times 10^9/L$
	异型淋巴细胞	1.0%	—
	原始细胞、幼稚细胞	86.0%	—

表3-59 案例35患者血涂片表现

血涂片	结 果
RBC	中度大小不一
WBC	原始细胞、幼稚细胞占86.0%
PLT	数量明显减少

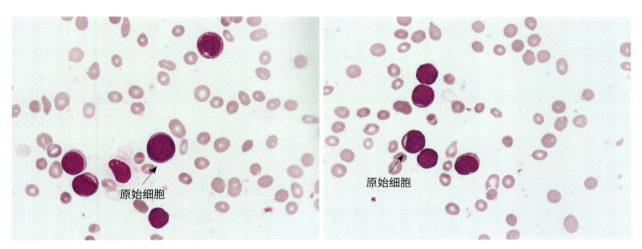

图3-19 案例35患者外周血涂片细胞形态
原始细胞

【问题】

1.鉴别诊断是什么？

基于鉴别诊断的需要，应做表3-60中的检查。

表3-60 案例35患者补充检查项目

项 目	结 果
骨髓涂片	原始细胞、幼稚细胞占75%，形似粒、单两系，该类细胞胞体大小不一，中等或中等偏大，胞质呈蓝、灰蓝色，部分可见少量嗜天青颗粒，胞核呈圆、类圆形，部分可见扭曲、折叠、凹陷，核染色质较细致，可见1～4个清晰核仁
骨髓流式细胞术	CD45dim+细胞群占71.1%，其免疫表型为CD34−、CD117部分+、CD33+、CD13+、CD38+、HLA-DR−、CD64部分+、CD14−、CD56−、CD4−、CD19−、CD3−、CD9部分+、CD123部分+
分子生物学检测	TET2突变

2.您的最终报告中是否有进一步检查建议？如果有，做哪些检查？

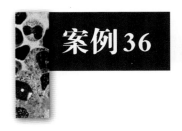

案例36

【病史】

86岁男性，咳嗽、发热。血液学检验结果详见表3-61、表3-62，外周血涂片形态见图3-20。

表3-61 案例36患者血液分析仪数据及分类结果

参　数		检测结果	参考区间
血液分析仪	RBC	4.20×10^{12}/L	$(4.3 \sim 5.8) \times 10^{12}$/L
	Hb	135.0 g/L	$130 \sim 175$ g/L
	HCT	39.9%	$40\% \sim 50\%$
	MCV	95.2 fL	$82 \sim 100$ fL
	MCH	32.2 pg	$27 \sim 34$ pg
	MCHC	339 g/L	$316 \sim 354$ g/L
	RDW-SD	50.9 fL	$35.1 \sim 46.3$ fL
	RDW-CV	14.4%	$11.5\% \sim 14.5\%$
	WBC	9.10×10^{9}/L	$(3.5 \sim 9.5) \times 10^{9}$/L
	PLT	124×10^{9}/L	$(125 \sim 350) \times 10^{9}$/L
分　类	中性粒细胞	25.0%（2.28×10^{9}/L）	$(1.8 \sim 6.3) \times 10^{9}$/L
	淋巴细胞	22.0%（2.00×10^{9}/L）	$(1.1 \sim 3.2) \times 10^{9}$/L
	单核细胞	19.0%（1.73×10^{9}/L）	$(0.1 \sim 0.6) \times 10^{9}$/L
	嗜酸性粒细胞	0.0%（0.00×10^{9}/L）	$(0.02 \sim 0.52) \times 10^{9}$/L
	嗜碱性粒细胞	0.0%（0.00×10^{9}/L）	$(0.00 \sim 0.06) \times 10^{9}$/L
	中性幼粒细胞	2.0%	—
	原始细胞、幼稚细胞	32.0%	—

表3-62　案例36患者血涂片表现

血涂片	结　果
RBC	轻度大小不一
WBC	原始细胞、幼稚细胞占32.0%
PLT	数量和形态正常

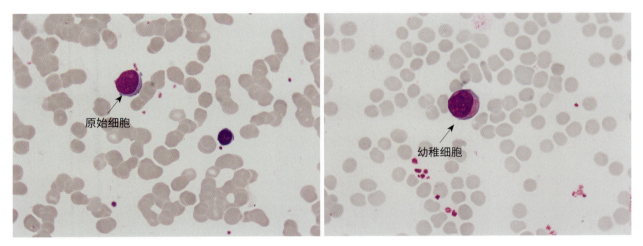

A.原始细胞　　　　　　　　　　　　　　　　B.幼稚细胞

图3-20　案例36患者外周血涂片细胞形态

【问题】

1. 鉴别诊断是什么？

　　基于鉴别诊断的需要，应做表3-63中的检查。

表3-63　案例36患者补充检查项目

项　目	结　果
骨髓涂片	原始细胞占26.0%，该类细胞胞体较大，呈圆、椭圆或不规则形，胞质呈灰蓝色，偶可见细长奥氏小体，胞核呈圆、椭圆形，可见折叠、凹陷、扭曲，核染色质较疏松，可见4～5个大小不一清晰核仁
骨髓流式细胞术	CD117+细胞占27.8%，其免疫表型为CD34−、CD117+、CD33+、HLA-DR大部分+、CD38+、CD13+、CD4少部分+、CD7−、CD56−、CD19−、CD3−；单核细胞相对比例明显增多约占31.8%，其免疫表型为CD34−、CD117−、CD33+、HLA-DR+、CD14少部分+、CD64+、CD36+、CD13部分+、CD11b+、CD15+、CD4+、CD56少部分+
分子生物学检测	*DNMT3A*、*KRAS*、*NPM1*、*TET2*突变

2. 您的最终报告中是否有进一步检查建议？如果有，做哪些检查？

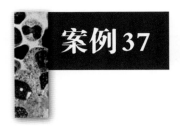

案例37

【病史】

59岁男性，散在四肢瘀点瘀斑。血液学检验结果详见表3-64、表3-65，外周血涂片形态见图3-21。

表3-64　案例37患者血液分析仪数据及分类结果

参　　数		检测结果	参考区间
血液分析仪	RBC	2.82×10^{12}/L	$(4.3 \sim 5.8) \times 10^{12}$/L
	Hb	82.0 g/L	$130 \sim 175$ g/L
	HCT	24.7%	$40\% \sim 50\%$
	MCV	87.8 fL	$82 \sim 100$ fL
	MCH	29.1 pg	$27 \sim 34$ pg
	MCHC	332 g/L	$316 \sim 354$ g/L
	RDW-SD	46.3 fL	$35.1 \sim 46.3$ fL
	RDW-CV	14.3%	$11.5\% \sim 14.5\%$
	WBC	452.06×10^9/L	$(3.5 \sim 9.5) \times 10^9$/L
	PLT	35×10^9/L	$(125 \sim 350) \times 10^9$/L
分　　类	中性粒细胞	2.0%（9.04×10^9/L）	$(1.8 \sim 6.3) \times 10^9$/L
	淋巴细胞	2.0%（9.04×10^9/L）	$(1.1 \sim 3.2) \times 10^9$/L
	单核细胞	1.0%（4.52×10^9/L）	$(0.1 \sim 0.6) \times 10^9$/L
	嗜酸性粒细胞	0.0%（0.00×10^9/L）	$(0.02 \sim 0.52) \times 10^9$/L
	嗜碱性粒细胞	0.0%（0.00×10^9/L）	$(0.00 \sim 0.06) \times 10^9$/L
	原始细胞	95.0%	—

表3-65　案例37患者血涂片表现

血涂片	结　　果
RBC	轻度大小不一
WBC	原始细胞占95.0%；可见细长奥氏小体
PLT	数量减少

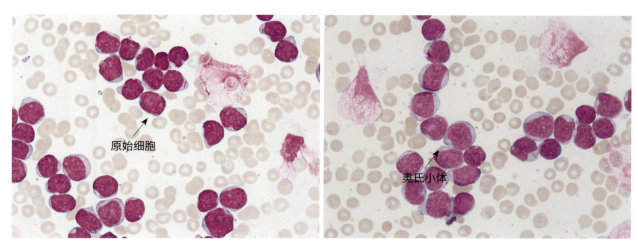

A.原始细胞　　　　　　　　　　　　　　　　B.奥氏小体

图3-21　案例37患者外周血涂片细胞形态

【问题】

1. 鉴别诊断是什么?

基于鉴别诊断的需要,应做表3-66中的检查。

表3-66　案例37患者补充检查项目

项　目	结　果
骨髓涂片	原始细胞占95.0%,该类细胞胞体大小不一,呈圆、类圆或不规则形,胞质呈蓝色,部分胞质可见少量嗜天青颗粒,奥氏小体易见,胞核呈圆、椭圆形,可见凹陷、切迹、折叠、扭曲,核染色质较细致,可见2～6个大小不等的清晰核仁
骨髓流式细胞术	CD117+细胞占91.9%,其免疫表型为CD34+、CD117+、CD33+、HLA-DR大部分+、CD13+、CD38+、CD14-、CD64-、CD56少量+、CD4-、CD7+、CD19-、CD3-、MPO部分+、cCD3-
分子生物学检测	*CEBPA*、*FLT3-ITD*突变

2. 您的最终报告中是否有进一步检查建议?如果有,做哪些检查?

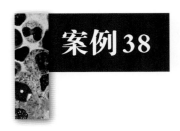

案例38

【病史】

72岁男性，乏力、纳差。血液学检验结果详见表3-67、表3-68，外周血涂片形态见图3-22。

表3-67　案例38患者血液分析仪数据及分类结果

参　数		检测结果	参考区间
血液分析仪	RBC	$3.02 \times 10^{12}/L$	$(4.3 \sim 5.8) \times 10^{12}/L$
	Hb	95.0 g/L	$130 \sim 175$ g/L
	HCT	28.1%	$40\% \sim 50\%$
	MCV	93.2 fL	$82 \sim 100$ fL
	MCH	31.4 pg	$27 \sim 34$ pg
	MCHC	338 g/L	$316 \sim 354$ g/L
	RDW-SD	52.4 fL	$35.1 \sim 46.3$ fL
	RDW-CV	15.4%	$11.5\% \sim 14.5\%$
	WBC	$34.47 \times 10^9/L$	$(3.5 \sim 9.5) \times 10^9/L$
	PLT	$64 \times 10^9/L$	$(125 \sim 350) \times 10^9/L$
分　类	中性粒细胞	12.0%（$4.14 \times 10^9/L$）	$(1.8 \sim 6.3) \times 10^9/L$
	淋巴细胞	10.0%（$3.45 \times 10^9/L$）	$(1.1 \sim 3.2) \times 10^9/L$
	单核细胞	0.0%（$0.00 \times 10^9/L$）	$(0.1 \sim 0.6) \times 10^9/L$
	嗜酸性粒细胞	0.0%（$0.00 \times 10^9/L$）	$(0.02 \sim 0.52) \times 10^9/L$
	嗜碱性粒细胞	0.0%（$0.00 \times 10^9/L$）	$(0.00 \sim 0.06) \times 10^9/L$
	原始细胞	78.0%	—

表3-68　案例38患者血涂片表现

血涂片	结　果
RBC	轻度大小不一
WBC	原始细胞占78.0%
PLT	数量减少，可见大血小板

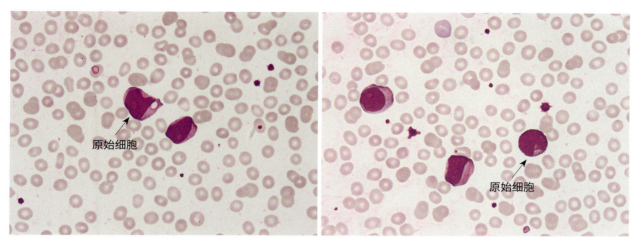

图3-22 案例38患者外周血涂片细胞形态

原始细胞

【问题】

1. 鉴别诊断是什么？

基于鉴别诊断的需要，应做表3-69中的检查。

表3-69 案例38患者补充检查项目

项　目	结　果
骨髓涂片	原始细胞、幼稚细胞占64.0%，该类细胞形似粒、单两系，该类细胞胞体大小不一，中等或中等偏大，呈圆、类圆或不规则形，胞质量多少不等，部分有伪足样突起，胞质呈蓝或灰蓝色，部分可见嗜天青颗粒，偶见空泡及奥氏小体，胞核绝大部分呈不规则形，可见扭曲、凹陷、折叠、有切迹，核染色质较细致，可见1～5大小不等清晰核仁
骨髓流式细胞术	CD117+细胞占67.6%，其免疫表型为CD117+、CD33+、HLA-DR+、CD13+、CD38+、CD7+、CD34部分+、胞内MPO少量+，胞内CD3-、CD14+、CD64-、CD56-、CD4-、CD19-、CD3-、CD15-、CD11b-
分子生物学检测	*DNMT3A*、*FLT3-ITD*突变

2. 您的最终报告中是否有进一步检查建议？如果有，做哪些检查？

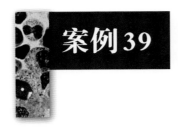

案例39

【病史】

73岁女性，乏力、牙龈肿痛。血液学检验结果详见表3-70、表3-71，外周血涂片形态见图3-23。

表3-70　案例39患者血液分析仪数据及分类结果

参　数		检测结果	参考区间
血液分析仪	RBC	1.45×10^{12}/L	$(3.8 \sim 5.1) \times 10^{12}$/L
	Hb	50.0 g/L	$115 \sim 150$ g/L
	HCT	14.5%	$35\% \sim 45\%$
	MCV	99.7 fL	$82 \sim 100$ fL
	MCH	34.4 pg	$27 \sim 34$ pg
	MCHC	345 g/L	$316 \sim 354$ g/L
	RDW-SD	62.6 fL	$35.1 \sim 46.3$ fL
	RDW-CV	17.2%	$11.5\% \sim 14.5\%$
	WBC	1.17×10^9/L	$(3.5 \sim 9.5) \times 10^9$/L
	PLT	124×10^9/L	$(125 \sim 350) \times 10^9$/L
分　类	中性粒细胞	12.0%（0.15×10^9/L）	$(1.8 \sim 6.3) \times 10^9$/L
	淋巴细胞	74.9%（0.88×10^9/L）	$(1.1 \sim 3.2) \times 10^9$/L
	单核细胞	10.5%（0.12×10^9/L）	$(0.1 \sim 0.6) \times 10^9$/L
	嗜酸性粒细胞	0.4%（0.01×10^9/L）	$(0.02 \sim 0.52) \times 10^9$/L
	嗜碱性粒细胞	0.2%（0.00×10^9/L）	$(0.00 \sim 0.06) \times 10^9$/L
	幼稚单核细胞	2.0%	—

表3-71　案例39患者血涂片表现

血涂片	结　果
RBC	中度大小不一；椭圆形红细胞易见
WBC	幼稚单核细胞占2.0%
PLT	数量减少

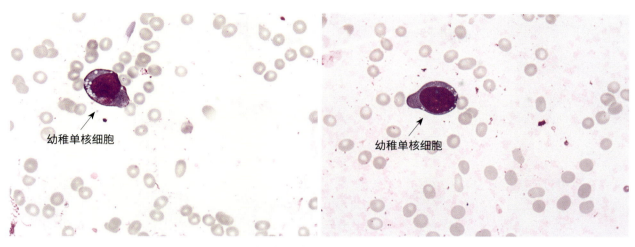

图3-23 案例39患者外周血涂片细胞形态

幼稚单核细胞

【问题】

1.鉴别诊断是什么?

　　基于鉴别诊断的需要,应做表3-72中的检查。

表3-72 案例39患者补充检查项目

项 目	结 果
骨髓涂片	原始单核细胞、幼稚单核细胞占21.0%,该类细胞胞体中等偏大,呈圆、类圆形,胞质量中等,呈灰蓝色,部分有伪足样突起,少量嗜天青颗粒,胞核呈圆、类圆形,可见折叠、凹陷、扭曲,核染色质较细致,部分可见1～2个清晰核仁
骨髓流式细胞术	CD34+原始/幼稚髓细胞占16.2%,其免疫表型为CD117部分+、CD34+、CD33+、HLA-DR少量+、CD13+、CD38部分+、CD15部分+、CD10-、CD19-、CD56少量+、CD11b-、CD7部分+;另可见成熟单核细胞,占有核细胞约12.0%,其免疫表型为CD36+、CD64+、CD14+、CD56-、CD33+、CD34-、CD117-、HLA-DR+
分子生物学检测	NF1、KDM6A、TP53、TAL1突变

2.您的最终报告中是否有进一步检查建议?如果有,做哪些检查?

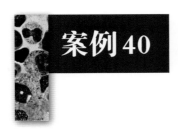

【病史】

69岁男性，腹胀、黑便。血液学检验结果详见表3-73、表3-74，外周血涂片形态见图3-24。

表3-73　案例40患者血液分析仪数据及分类结果

参　数		检测结果	参考区间
血液分析仪	RBC	4.22×10^{12}/L	$(4.3 \sim 5.8) \times 10^{12}$/L
	Hb	135 g/L	$130 \sim 175$ g/L
	HCT	40.8%	$40\% \sim 50\%$
	MCV	96.7 fL	$82 \sim 100$ fL
	MCH	31.9 pg	$27 \sim 34$ pg
	MCHC	330 g/L	$316 \sim 354$ g/L
	RDW-SD	58.4 fL	$35.1 \sim 46.3$ fL
	RDW-CV	16.5%	$11.5\% \sim 14.5\%$
	WBC	46.51×10^9/L	$(3.5 \sim 9.5) \times 10^9$/L
	PLT	31×10^9/L	$(125 \sim 350) \times 10^9$/L
分　类	中性粒细胞	15.0%（6.98×10^9/L）	$(1.8 \sim 6.3) \times 10^9$/L
	淋巴细胞	18.0%（8.37×10^9/L）	$(1.1 \sim 3.2) \times 10^9$/L
	单核细胞	50.0%（23.26×10^9/L）	$(0.1 \sim 0.6) \times 10^9$/L
	嗜酸性粒细胞	0.0%（0.00×10^9/L）	$(0.02 \sim 0.52) \times 10^9$/L
	嗜碱性粒细胞	0.0%（0.00×10^9/L）	$(0.00 \sim 0.06) \times 10^9$/L
	原始细胞、幼稚细胞	17.0%	—

表3-74　案例40患者血涂片表现

血涂片	结　果
RBC	数量和形态正常
WBC	原始细胞、幼稚细胞占17.0%
PLT	数量减少

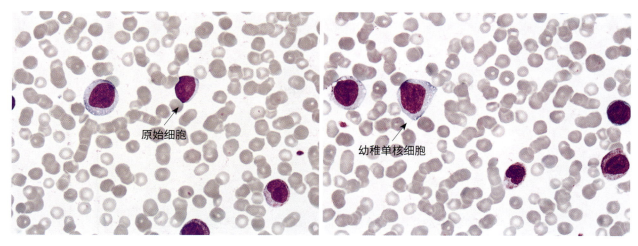

A.原始细胞   B.幼稚单核细胞

图3-24 案例40患者外周血涂片细胞形态

【问题】

1.鉴别诊断是什么？

基于鉴别诊断的需要，应做表3-75中的检查。

表3-75 案例40患者补充检查项目

项 目	结 果
骨髓涂片	原始细胞、幼稚细胞占35.0%，该类细胞胞体大小不一，呈圆、类圆形，胞质呈灰蓝色，部分可见少许嗜天青颗粒及空泡，胞核呈圆、椭圆形，可见折叠、凹陷、切迹，核染色质细致，部分隐约可见1～4个大小不一的核仁
骨髓流式细胞术	CD117+细胞占7.6%，其免疫表型为CD34+、CD117+、HLA-DR+、CD13+、CD33+、CD38+、CD19−、CD56−、CD3−、CD5−、CD7+；单核细胞占有核细胞的71.7%，相对比例增多，其免疫表型为CD34−、CD117−、CD33+、HLA-DR+、CD14部分+、CD64+、CD36+、CD13+、CD11b+、CD15部分+、CD4大部分+、CD56部分+
分子生物学检测	*Vysis CEP8*突变；*DNMT3A*、*IDH2*、*KRAS*、*NPM1*突变
细胞遗传学检测	47,XY,+8

2.您的最终报告中是否有进一步检查建议？如果有，做哪些检查？

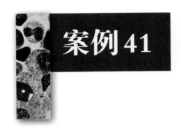

案例41

【病史】

54岁男性，发热。血液学检验结果详见表3-76、表3-77，外周血涂片形态见图3-25。

表3-76 案例41患者血液分析仪数据及分类结果

参　数		检测结果	参考区间
血液分析仪	RBC	$3.14 \times 10^{12}/L$	$(4.3 \sim 5.8) \times 10^{12}/L$
	Hb	91.0 g/L	$130 \sim 175$ g/L
	HCT	26.6%	$40\% \sim 50\%$
	MCV	84.7 fL	$82 \sim 100$ fL
	MCH	28.9 pg	$27 \sim 34$ pg
	MCHC	341 g/L	$316 \sim 354$ g/L
	RDW-SD	47.3 fL	$35.1 \sim 46.3$ fL
	RDW-CV	15.2%	$11.5\% \sim 14.5\%$
	WBC	$234.40 \times 10^{9}/L$	$(3.5 \sim 9.5) \times 10^{9}/L$
	PLT	$45 \times 10^{9}/L$	$(125 \sim 350) \times 10^{9}/L$
分　类	中性粒细胞	19.0%（$9.04 \times 10^{9}/L$）	$(1.8 \sim 6.3) \times 10^{9}/L$
	淋巴细胞	20.0%（$9.04 \times 10^{9}/L$）	$(1.1 \sim 3.2) \times 10^{9}/L$
	单核细胞	6.0%（$4.52 \times 10^{9}/L$）	$(0.1 \sim 0.6) \times 10^{9}/L$
	嗜酸性粒细胞	0.0%（$0.00 \times 10^{9}/L$）	$(0.02 \sim 0.52) \times 10^{9}/L$
	嗜碱性粒细胞	1.0%（$0.00 \times 10^{9}/L$）	$(0.00 \sim 0.06) \times 10^{9}/L$
	中性幼粒细胞	2.0%	—
	原始细胞、幼稚细胞	52.0%	—

表3-77 案例41患者血涂片表现

血涂片	结　果
RBC	轻度大小不一
WBC	原始细胞、幼稚细胞占52.0%
PLT	数量减少

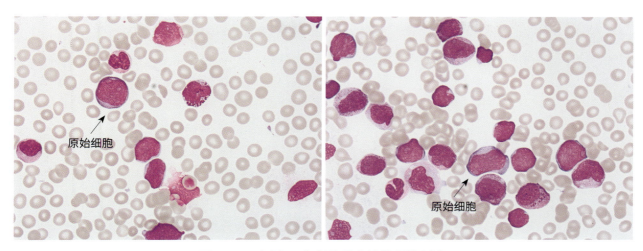

图3-25 案例41患者外周血涂片细胞形态
原始细胞

【问题】

1.鉴别诊断是什么？

基于鉴别诊断的需要，应做表3-78中的检查。

表3-78 案例41患者补充检查项目

项 目	结 果
骨髓涂片	原始细胞、幼稚细胞占58.0%，该类细胞形似两系，细胞胞体明显大小不一，呈圆、椭圆或不规则形，胞质量多少不等，呈淡蓝色，部分呈伪足样突出，胞核呈圆、椭圆形，可见折叠、凹陷、扭曲，核染色质部分细致致密，部分呈细沙样，可见1～4个大小不一清晰核仁
骨髓流式细胞术	CD34+细胞占57.6%，其免疫表型为CD45Dim+、CD34+CD117部分+、CD33+、HLA-DR+、CD13+、CD38部分+、CD14−、CD64少量+、CD56−、CD4−、CD7部分+、CD19+、CD20−、CD3−、胞内TDT+、胞内MPO部分+、胞内CD3−、胞内CD22部分+，考虑急性混合细胞白血病（B系和髓系混合）可能性大
分子生物学检测	*PTPN11*突变
细胞遗传学检测	*Bcr/Abl1(p210)* 融合基因阳性；46,X,t（Y；21）（q12；q22），t（9；22）（q34；q11.2）

2.您的最终报告中是否有进一步检查建议？如果有，做哪些检查？

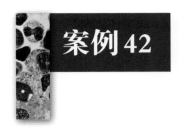

案例42

【病史】

71岁男性，畏寒、发热。血液学检验结果详见表3-79、表3-80，外周血涂片形态见图3-26。

表3-79　案例42患者血液分析仪数据及分类结果

参　数		检测结果	参考区间
血液分析仪	RBC	$2.42 \times 10^{12}/L$	$(4.3 \sim 5.8) \times 10^{12}/L$
	Hb	136.0 g/L	$130 \sim 175$ g/L
	HCT	39.2%	$40\% \sim 50\%$
	MCV	93.6 fL	$82 \sim 100$ fL
	MCH	32.5 pg	$27 \sim 34$ pg
	MCHC	347 g/L	$316 \sim 354$ g/L
	RDW-SD	41.9 fL	$35.1 \sim 46.3$ fL
	RDW-CV	12.5%	$11.5\% \sim 14.5\%$
	WBC	$2.42 \times 10^9/L$	$(3.5 \sim 9.5) \times 10^9/L$
	PLT	$160 \times 10^9/L$	$(125 \sim 350) \times 10^9/L$
分　类	中性粒细胞	1.0%（$0.02 \times 10^9/L$）	$(1.8 \sim 6.3) \times 10^9/L$
	淋巴细胞	69.0%（$1.67 \times 10^9/L$）	$(1.1 \sim 3.2) \times 10^9/L$
	单核细胞	22.0%（$0.53 \times 10^9/L$）	$(0.1 \sim 0.6) \times 10^9/L$
	嗜酸性粒细胞	5.0%（$0.12 \times 10^9/L$）	$(0.02 \sim 0.52) \times 10^9/L$
	嗜碱性粒细胞	0.0%（$0.00 \times 10^9/L$）	$(0.00 \sim 0.06) \times 10^9/L$
	原始细胞、幼稚细胞	3.0%	—

表3-80　案例42患者血涂片表现

血涂片	结　果
RBC	轻度大小不一
WBC	原始细胞、幼稚细胞占3.0%
PLT	数量和形态正常

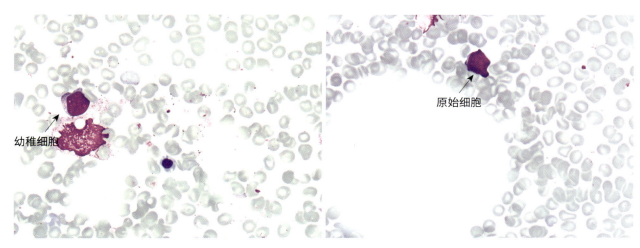

A.幼稚细胞　　　　　　　　　　　　　B.原始细胞

图3-26　案例42患者外周血涂片细胞形态

【问题】

1.鉴别诊断是什么？

基于鉴别诊断的需要，应做表3-81中的检查。

表3-81　案例42患者补充检查项目

项　目	结　果
骨髓涂片	原始淋巴细胞、幼稚淋巴细胞占22.5%，该类细胞胞体中等偏小，呈圆、类圆形，胞质量少、呈蓝色，胞核呈圆、类圆形，核染色质呈细颗粒状，核仁1～2个
骨髓流式细胞术	原始/幼稚B细胞占20.2%，其免疫表型为CD19+、CD10-、CD34+、HLA-DR+、CD38-、CD33+、CD117-、CD13部分+、CD15-、CD20-、胞内MPO-、胞内CD22部分+、胞内CD79a部分+、胞内TDT-

2.您的最终报告中是否有进一步检查建议？如果有，做哪些检查？

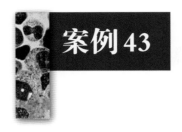

案例43

【病史】

43岁男性，口干伴泡沫尿。血液学检验结果详见表3-82、表3-83，外周血涂片形态见图3-27。

表3-82 案例43患者血液分析仪数据及分类结果

参 数		检测结果	参考区间
血液分析仪	RBC	$2.60 \times 10^{12}/L$	$(4.3 \sim 5.8) \times 10^{12}/L$
	Hb	84.0 g/L	$130 \sim 175$ g/L
	HCT	25.4%	$40\% \sim 50\%$
	MCV	97.6 fL	$82 \sim 100$ fL
	MCH	32.4 pg	$27 \sim 34$ pg
	MCHC	332 g/L	$316 \sim 354$ g/L
	RDW-SD	67.3 fL	$35.1 \sim 46.3$ fL
	RDW-CV	18.7%	$11.5\% \sim 14.5\%$
	WBC	$6.38 \times 10^9/L$	$(3.5 \sim 9.5) \times 10^9/L$
	PLT	$11 \times 10^9/L$	$(125 \sim 350) \times 10^9/L$
分 类	中性粒细胞	7.0%（$0.45 \times 10^9/L$）	$(1.8 \sim 6.3) \times 10^9/L$
	淋巴细胞	62.0%（$3.96 \times 10^9/L$）	$(1.1 \sim 3.2) \times 10^9/L$
	单核细胞	2.0%（$0.13 \times 10^9/L$）	$(0.1 \sim 0.6) \times 10^9/L$
	嗜酸性粒细胞	1.0%（$0.06 \times 10^9/L$）	$(0.02 \sim 0.52) \times 10^9/L$
	嗜碱性粒细胞	0.0%（$0.00 \times 10^9/L$）	$(0.00 \sim 0.06) \times 10^9/L$
	中性幼粒细胞	2.0%	—
	原始细胞、幼稚细胞	27.0%	—

表3-83 案例43患者血涂片表现

血涂片	结 果
RBC	中度大小不一
WBC	原始细胞、幼稚细胞占27.0%
PLT	数量减少

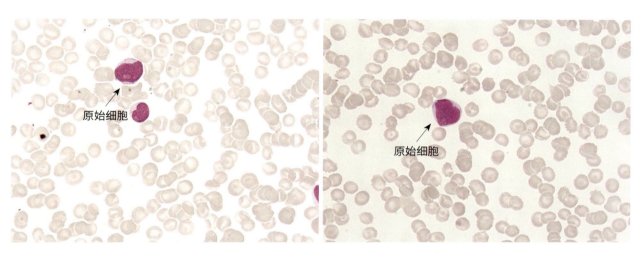

图3-27 案例43患者外周血涂片细胞形态

原始细胞

【问题】

1.鉴别诊断是什么？

基于鉴别诊断的需要，应做表3-84中的检查。

表3-84 案例43患者补充检查项目

项 目	结 果
骨髓涂片	原始细胞占96.5%，该类细胞细胞体大小不一，呈圆或类圆形，偶有瘤状突起，胞质呈蓝色，胞核呈圆、椭圆形，可见凹陷、扭曲、折叠、有切迹，核染色质细致，可见1～5个大小不一清晰核仁
骨髓流式细胞术	原始/幼稚B细胞95.6%，其免疫表型为CD45dim+、CD19+、CD10+、CD34+、HLA-DR+、CD38部分+、CD33−、CD117−、CD13−、CD15−、CD20−
细胞遗传学检测	*Bcr/Abl1*融合基因阳性

2.您的最终报告中是否有进一步检查建议？如果有，做哪些检查？

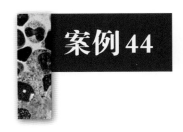

案例44

【病史】

70岁女性，活动后胸闷气喘。血液学检验结果详见表3-85、表3-86，外周血涂片形态见图3-28。

表3-85　案例44患者血液分析仪数据及分类结果

	参　数	检测结果	参考区间
血液分析仪	RBC	1.81×10^{12}/L	$(3.8 \sim 5.1) \times 10^{12}$/L
	Hb	64.0 g/L	115 $\sim$ 150 g/L
	HCT	19.1%	35% $\sim$ 45%
	MCV	105.5 fL	82 $\sim$ 100 fL
	MCH	35.5 pg	27 $\sim$ 34 pg
	MCHC	336 g/L	316 $\sim$ 354 g/L
	RDW-SD	86.9 fL	35.1 $\sim$ 46.3 fL
	RDW-CV	22.7%	11.5% $\sim$ 14.5%
	WBC	4.47×10^9/L	$(3.5 \sim 9.5) \times 10^9$/L
	PLT	348×10^9/L	$(125 \sim 350) \times 10^9$/L
分　类	中性粒细胞	53.5%（2.39×10^9/L）	$(1.8 \sim 6.3) \times 10^9$/L
	淋巴细胞	33.9%（1.51×10^9/L）	$(1.1 \sim 3.2) \times 10^9$/L
	单核细胞	11.8%（0.53×10^9/L）	$(0.1 \sim 0.6) \times 10^9$/L
	嗜酸性粒细胞	0.5%（0.53×10^9/L）	$(0.02 \sim 0.52) \times 10^9$/L
	嗜碱性粒细胞	0.3%（0.01×10^9/L）	$(0.00 \sim 0.06) \times 10^9$/L

表3-86　案例44患者血涂片表现

血涂片	结　果
RBC	明显大小不一，大红细胞、嗜多色性红细胞可见
WBC	偶见原始细胞、幼稚细胞、微小巨核细胞
PLT	偶见畸形血小板

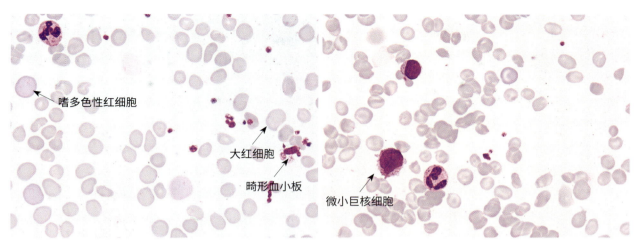

A.嗜多色性红细胞、大红细胞、畸形血小板　　　　　　　　B.微小巨核细胞

图3-28　案例44患者外周血涂片细胞形态

【问题】

1.鉴别诊断是什么？

　　基于鉴别诊断的需要，应做表3-87中的检查。

表3-87　案例44患者补充检查项目

项　目	结　果	参考区间
网织红细胞	2.13%	0.5% ～ 1.5%
网织红细胞绝对值	126.00×10⁹/L	(24 ～ 84) ×10⁹/L
叶酸	32.30 nmol/L	7.3 ～ 44.1 nmol/L
维生素B$_{12}$	214 pmol/L	133 ～ 676 pmol/L
血清铁	0.75 mmol/L	7.8 ～ 32.2 mmol/L
总铁结合力	50.8 μmol	54 ～ 77 μmol
不饱和铁结合力	33.58 μmol	22.4 ～ 57.8 μmol
促红细胞生成素	> 750.00 mIU/mL	4.3 ～ 29 mIU/mL
骨髓涂片	粒、红两系均有胞核、胞质发育不平衡的表现，粒系可见巨中性中幼粒细胞、中性晚幼粒细胞及核分叶过多的粒细胞，红系各期均有巨幼样改变，部分晚幼红细胞有核固缩、核分叶畸形及脱核障碍表现，成熟红细胞大小不一，嗜多色性红细胞及大红细胞可见	—
分子生物学检测	*JAK2*突变	—

2.您的最终报告中是否有进一步检查建议？如果有，做哪些检查？

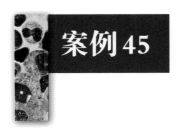

案例45

【病史】

71岁男性，乏力伴心悸。血液学检验结果详见表3-88、表3-89，外周血涂片形态见图3-29。

表3-88　案例45患者血液分析仪数据及分类结果

参　数		检测结果	参考区间
血液分析仪	RBC	1.44×10^{12}/L	$(4.3 \sim 5.8) \times 10^{12}$/L
	Hb	54.0 g/L	130 $\sim$ 175 g/L
	HCT	15.2%	40% $\sim$ 50%
	MCV	105.7 fL	82 $\sim$ 100 fL
	MCH	37.3 pg	27 $\sim$ 34 pg
	MCHC	353 g/L	316 $\sim$ 354 g/L
	RDW-SD	51.2 fL	35.1 $\sim$ 46.3 fL
	RDW-CV	13.0%	11.5% $\sim$ 14.5%
	WBC	0.91×10^9/L	$(3.5 \sim 9.5) \times 10^9$/L
	PLT	2×10^9/L	$(125 \sim 350) \times 10^9$/L
分　类	中性粒细胞	38.2%（0.35×10^9/L）	$(1.8 \sim 6.3) \times 10^9$/L
	淋巴细胞	46.1%（0.42×10^9/L）	$(1.1 \sim 3.2) \times 10^9$/L
	单核细胞	15.1%（0.14×10^9/L）	$(0.1 \sim 0.6) \times 10^9$/L
	嗜酸性粒细胞	0.3%（0.00×10^9/L）	$(0.02 \sim 0.52) \times 10^9$/L
	嗜碱性粒细胞	0.3%（0.00×10^9/L）	$(0.00 \sim 0.06) \times 10^9$/L

表3-89　案例45患者血涂片表现

血涂片	结　果
RBC	大小不一，偶见有核红细胞
WBC	偶见原始细胞、幼稚细胞
PLT	数量明显减少

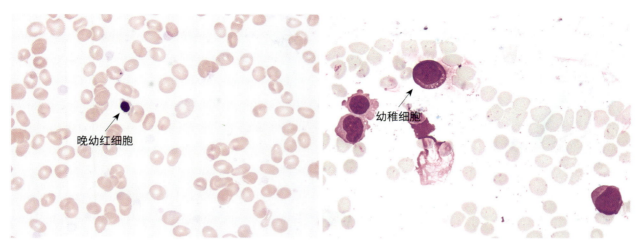

A.晚幼红细胞　　　　　　　　　B.幼稚细胞

图3-29　案例45患者外周血涂片细胞形态

【问题】

1.鉴别诊断是什么？

　　基于鉴别诊断的需要，应做表3-90中的检查。

表3-90　案例45患者补充检查项目

项 目	结 果	参考区间
网织红细胞	0.40%	0.5% ～ 1.5%
网织红组胞绝对值	5.00×10⁹/L	(24 ～ 84) ×10⁹/L
骨髓涂片	原始细胞、幼稚细胞占3.0%，该类细胞胞体中等偏大，胞质呈灰蓝色，含少量嗜天青颗粒，胞核呈圆、类圆或不规则形，核染色质较细致，1 ～ 2个核仁；可见大红细胞、小巨核及微小巨核细胞	—
骨髓流式细胞术	原始/幼稚髓细胞占4.0%，其免疫表型为CD45dim+、CD34+、CD117+、CD33+、CD13+、HLA-DR+、CD11b−、CD15−、CD7−、CD10−、CD19−、CD56−、CD5−、CD2−；粒细胞比例相对正常，其免疫表型为CD11b、CD13、CD15、CD16可见表达紊乱	—
分子生物学检测	TP53突变	—
细胞遗传学检测	del (7) (q22)、−9、add (12) (p11.2)	—

2.您的最终报告中是否有进一步检查建议？如果有，做哪些检查？

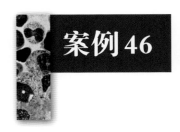

案例46

【病史】

82岁男性，双下肢乏力、活动后胸闷气喘。血液学检验结果详见表3-91、表3-92，外周血涂片形态见图3-30。

表3-91 案例46患者血液分析仪数据及分类结果

	参 数	检测结果	参考区间
血液分析仪	RBC	$1.21 \times 10^{12}/L$	$(4.3 \sim 5.8) \times 10^{12}/L$
	Hb	45.0 g/L	$130 \sim 175$ g/L
	HCT	12.8%	$40\% \sim 50\%$
	MCV	105.6 fL	$82 \sim 100$ fL
	MCH	37.2 pg	$27 \sim 34$ pg
	MCHC	352 g/L	$316 \sim 354$ g/L
	RDW-SD	48.6 fL	$35.1 \sim 46.3$ fL
	RDW-CV	12.5%	$11.5\% \sim 14.5\%$
	WBC	$1.34 \times 10^{9}/L$	$(3.5 \sim 9.5) \times 10^{9}/L$
	PLT	$33 \times 10^{9}/L$	$(125 \sim 350) \times 10^{9}/L$
分 类	中性粒细胞	63.5%（$0.85 \times 10^{9}/L$）	$(1.8 \sim 6.3) \times 10^{9}/L$
	淋巴细胞	23.3%（$0.31 \times 10^{9}/L$）	$(1.1 \sim 3.2) \times 10^{9}/L$
	单核细胞	9.8%（$0.13 \times 10^{9}/L$）	$(0.1 \sim 0.6) \times 10^{9}/L$
	嗜酸性粒细胞	0.8%（$0.01 \times 10^{9}/L$）	$(0.02 \sim 0.52) \times 10^{9}/L$
	嗜碱性粒细胞	1.6%（$0.02 \times 10^{9}/L$）	$(0.00 \sim 0.06) \times 10^{9}/L$
	原始细胞	1.0%	—

表3-92 案例46患者血涂片表现

血涂片	结 果
RBC	大小不一；椭圆形红细胞较易见
WBC	原始细胞占1.0%
PLT	可见大血小板

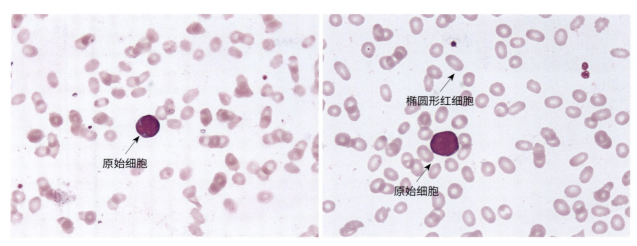

A.原始细胞　　　　　　　　　　B.原始细胞、椭圆形红细胞

图3-30　案例46患者外周血涂片细胞形态

【问题】

1.鉴别诊断是什么?

　　基于鉴别诊断的需要,应做表3-93中的检查。

表3-93　案例46患者补充检查项目

项 目	结 果	参考区间
网织红细胞	0.36%	0.5% ~ 1.5%
网织红细胞绝对值	$4.40 \times 10^9/L$	$(24 \sim 84) \times 10^9/L$
叶酸	20.90 nmol/L	7.3 ~ 44.1 nmol/L
维生素 B_{12}	403 pmol/L	133 ~ 676 pmol/L
骨髓涂片	原始细胞、幼稚细胞占7.5%,该类细胞胞体中等偏大,多呈伪足样突起,胞质量丰富,部分可见少量紫红色嗜天青颗粒及空泡,胞核呈圆、类圆形,部分可见凹陷、扭曲、折叠,核染色质较细致,部分隐约可见核仁	—
骨髓流式细胞术	CD117+原始/幼稚髓系细胞占18.4%,其免疫表型为CD34部分+、CD117+、CD33+、CD13+、HLA-DR+、CD4+、CD38+、CD11b−、CD15−、CD10−、CD19−、CD56−、CD5−、CD7部分+、CD2−、CD3−	—
分子生物学检测	*EGR1(5q31)* 基因缺失;*ASXL1*、*DNMT3A*、*TP53*突变	—

2.您的最终报告中是否有进一步检查建议?如果有,做哪些检查?

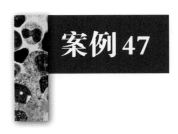

案例47

【病史】

72岁男性，反复血小板减少。血液学检验结果详见表3-94、表3-95，外周血涂片形态见图3-31。

表3-94 案例47患者血液分析仪数据及分类结果

	参　数	检测结果	参考区间
血液分析仪	RBC	4.12×10^{12}/L	$(4.3 \sim 5.8) \times 10^{12}$/L
	Hb	89.0 g/L	$130 \sim 175$ g/L
	HCT	32.8%	$40\% \sim 50\%$
	MCV	79.7 fL	$82 \sim 100$ fL
	MCH	26.6 pg	$27 \sim 34$ pg
	MCHC	334 g/L	$316 \sim 354$ g/L
	RDW-SD	47.2 fL	$35.1 \sim 46.3$ fL
	RDW-CV	16.3%	$11.5\% \sim 14.5\%$
	WBC	4.36×10^9/L	$(3.5 \sim 9.5) \times 10^9$/L
	PLT	23×10^9/L	$(125 \sim 350) \times 10^9$/L
分　类	中性粒细胞	65.7%（2.86×10^9/L）	$(1.8 \sim 6.3) \times 10^9$/L
	淋巴细胞	28.7%（1.25×10^9/L）	$(1.1 \sim 3.2) \times 10^9$/L
	单核细胞	4.5%（0.20×10^9/L）	$(0.1 \sim 0.6) \times 10^9$/L
	嗜酸性粒细胞	0.5%（0.02×10^9/L）	$(0.02 \sim 0.52) \times 10^9$/L
	嗜碱性粒细胞	0.6%（0.03×10^9/L）	$(0.00 \sim 0.06) \times 10^9$/L

表3-95 案例47患者血涂片表现

血涂片	结　果
RBC	大小不一
WBC	偶见原始细胞及微小巨核细胞
PLT	数量明显减少

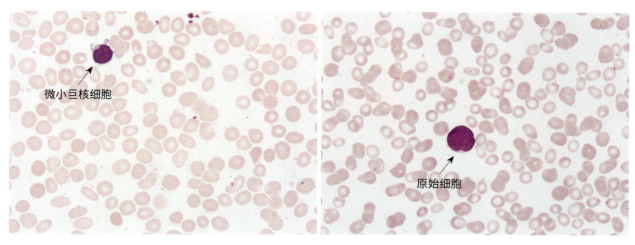

A.微小巨核细胞   B.原始细胞

图3-31　案例47患者外周血涂片细胞形态

【问题】

1.鉴别诊断是什么？

基于鉴别诊断的需要，应做表3-96中的检查。

表3-96　案例47患者补充检查项目

项　目	结　果	参考区间
网织红细胞	1.45%	0.5%～1.5%
网织红细胞绝对值	65.70×10^9/L	$(24～84) \times 10^9$/L
叶酸	11.70 nmol/L	7.3～44.1 nmol/L
维生素B_{12}	617 pmol/L	133～676 pmol/L
骨髓涂片	原始细胞、幼稚细胞占5.0%，该类细胞胞体中等偏大，胞质呈灰蓝色，含少量嗜天青颗粒，胞核呈圆、类圆或不规则形，核染色质较细致，1～2个核仁；可见大红细胞、小巨核及微小巨核细胞	—
骨髓流式细胞术	CD34+原始/幼稚细胞占5.7%，其免疫表型为CD34+、CD117+、CD33+、CD13+、HLA-DR+、CD38+、CD10−、CD19−、CD56−、CD7−、CD3−；粒细胞相对比例减少，其免疫表型为CD11b、CD13、CD15、CD16未见明显表达紊乱	—
分子生物学检测	BCORL1、ABL1突变	—

2.您的最终报告中是否有进一步检查建议？如果有，做哪些检查？

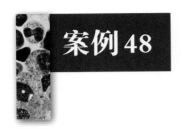

案例48

【病史】

70岁男性，体重3个月减轻20 kg。血液学检验结果详见表3-97、表3-98，外周血涂片形态见图3-32。

表3-97　案例48患者血液分析仪数据及分类结果

参　数		检测结果	参考区间
血液分析仪	RBC	2.00×10^{12}/L	$(4.3 \sim 5.8) \times 10^{12}$/L
	Hb	67.0 g/L	$130 \sim 175$ g/L
	HCT	20.1%	$40\% \sim 50\%$
	MCV	100.6 fL	$82 \sim 100$ fL
	MCH	33.7 pg	$27 \sim 34$ pg
	MCHC	335 g/L	$316 \sim 354$ g/L
	RDW-SD	69.2 fL	$35.1 \sim 46.3$ fL
	RDW-CV	18.7%	$11.5\% \sim 14.5\%$
	WBC	2.06×10^9/L	$(3.5 \sim 9.5) \times 10^9$/L
	PLT	101×10^9/L	$(125 \sim 350) \times 10^9$/L
分　类	中性粒细胞	29.0%（0.60×10^9/L）	$(1.8 \sim 6.3) \times 10^9$/L
	淋巴细胞	42.0%（0.87×10^9/L）	$(1.1 \sim 3.2) \times 10^9$/L
	单核细胞	25.0%（0.52×10^9/L）	$(0.1 \sim 0.6) \times 10^9$/L
	嗜酸性粒细胞	1.0%（0.02×10^9/L）	$(0.02 \sim 0.52) \times 10^9$/L
	嗜碱性粒细胞	0.0%（0.00×10^9/L）	$(0.00 \sim 0.06) \times 10^9$/L
	原始细胞、幼稚细胞	3.0%	—

表3-98　案例48患者血涂片表现

血涂片	结　果
RBC	大小不一
WBC	原始细胞、幼稚细胞占3.0%
PLT	偶见巨大血小板

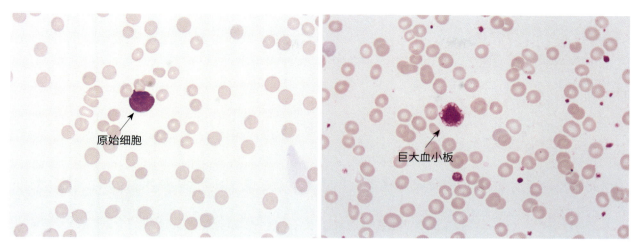

A.原始细胞   B.巨大血小板

图3-32 案例48患者外周血涂片细胞形态

【问题】

1.鉴别诊断是什么？

基于鉴别诊断的需要，应做表3-99中的检查。

表3-99 案例48患者补充检查项目

项 目	结 果	参考区间
叶酸	14.00 nmol/L	7.3 ～ 44.1 nmol/L
维生素B$_{12}$	310 pmol/L	133 ～ 676 pmol/L
骨髓涂片	原始细胞占6%，该类细胞胞体中等偏大，胞质呈灰蓝色，含少量嗜天青颗粒，胞核呈圆、类圆或不规则形，核染色质细致，可见1～3个清晰核仁，偶见微小巨核细胞	—
骨髓铁染色	细胞外铁：（++）～（+++）；细胞内铁：27%阳性（1～5粒）	—
分子生物学检测	*SRSF2*、*TET2*、*ZRSR2*突变	—

2.您的最终报告中是否有进一步检查建议？如果有，做哪些检查？

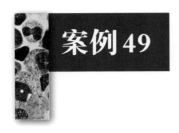

案例49

【病史】

86岁女性，反复胸闷。血液学检验结果详见表3-100、表3-101，外周血涂片形态见图3-33。

表3-100　案例49患者血液分析仪数据及分类结果

参　数		检测结果	参考区间
血液分析仪	RBC	$1.75 \times 10^{12}/L$	$(3.8 \sim 5.1) \times 10^{12}/L$
	Hb	52.0 g/L	115 ~ 150 g/L
	HCT	16.0%	35% ~ 45%
	MCV	91.2 fL	82 ~ 100 fL
	MCH	29.7 pg	27 ~ 34 pg
	MCHC	325 g/L	316 ~ 354 g/L
	RDW-SD	82.3 fL	35.1 ~ 46.3 fL
	RDW-CV	24.4%	11.5% ~ 14.5%
	WBC	$1.16 \times 10^9/L$	$(3.5 \sim 9.5) \times 10^9/L$
	PLT	$35 \times 10^9/L$	$(125 \sim 350) \times 10^9/L$
分　类	中性粒细胞	28.0%（$0.32 \times 10^9/L$）	$(1.8 \sim 6.3) \times 10^9/L$
	淋巴细胞	56.9%（$0.66 \times 10^9/L$）	$(1.1 \sim 3.2) \times 10^9/L$
	单核细胞	12.0%（$0.14 \times 10^9/L$）	$(0.1 \sim 0.6) \times 10^9/L$
	嗜酸性粒细胞	3.1%（$0.04 \times 10^9/L$）	$(0.02 \sim 0.52) \times 10^9/L$
	嗜碱性粒细胞	0.0%（$0.00 \times 10^9/L$）	$(0.00 \sim 0.06) \times 10^9/L$
	中性幼粒细胞	5.0%	—
	原始细胞	5.0%	—
	有核红细胞	6/100 WBC	—

表3-101 案例49患者血涂片表现

血涂片	结 果
RBC	明显大小不一，大红细胞、靶形红细胞及有核红细胞易见
WBC	原始细胞占5.0%；偶见微小巨核细胞
PLT	数量减少；偶见大血小板

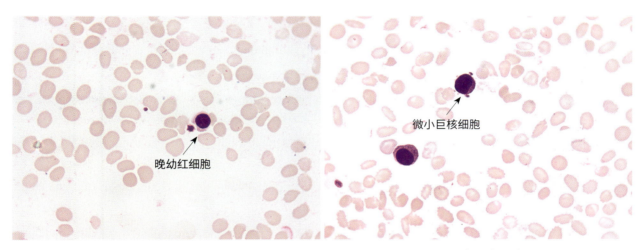

A.晚幼红细胞　　　　　　　　　　　　　B.微小巨核细胞

图3-33 案例49患者外周血涂片细胞形态

【问题】

1.鉴别诊断是什么？

基于鉴别诊断的需要，应做表3-102中的检查。

表3-102 案例49患者补充检查项目

项 目	结 果
骨髓涂片	原始细胞占12.0%，该类细胞胞体中等大小，呈圆、类圆形，胞质量中等，呈灰蓝色，部分可见伪足样突起，胞核呈圆、类圆形，偶可见凹陷，核染色质较细致，可见1～3个核仁；部分幼红细胞伴血红蛋白充盈不足及大细胞样变表现；可见微小巨核及双圆核巨核细胞
骨髓流式细胞术	CD34+原始/幼稚细胞占12.5%，其免疫表型为CD45dim+、CD34+、CD117+、CD33+、HLA-DR+、CD13+、CD38部分+、CD56部分+、CD7-、CD10-、CD19-、CD56-、CD5-、CD2-、CD3-；粒细胞相对比例减少，其免疫表型为CD13、CD15、CD16、CD11b可见表达紊乱，部分粒细胞异常表达CD56（54.4%）
细胞遗传学检测	*EGR1(5q31)*、*20q-* 基因缺失；*TP53*、*CEP8* 突变

2.您的最终报告中是否有进一步检查建议？如果有，做哪些检查？

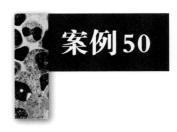

案例50

【病史】

86岁男性，乏力、纳差，胸闷气急。血液学检验结果详见表3-103、表3-104，外周血涂片形态见图3-34。

表3-103 案例50患者血液分析仪数据及分类结果

参 数		检测结果	参考区间
血液分析仪	RBC	1.66×10^{12}/L	$(4.3 \sim 5.8) \times 10^{12}$/L
	Hb	61.0 g/L	130 ~ 175 g/L
	HCT	18.5%	40% ~ 50%
	MCV	111.2 fL	82 ~ 100 fL
	MCH	36.8 pg	27 ~ 34 pg
	MCHC	330 g/L	316 ~ 354 g/L
	RDW-SD	69.9 fL	35.1 ~ 46.3 fL
	RDW-CV	16.9%	11.5% ~ 14.5%
	WBC	3.02×10^9/L	$(3.5 \sim 9.5) \times 10^9$/L
	PLT	424×10^9/L	$(125 \sim 350) \times 10^9$/L
分 类	中性粒细胞	61.8%（1.87×10^9/L）	$(1.8 \sim 6.3) \times 10^9$/L
	淋巴细胞	22.0%（0.66×10^9/L）	$(1.1 \sim 3.2) \times 10^9$/L
	单核细胞	12.9%（0.39×10^9/L）	$(0.1 \sim 0.6) \times 10^9$/L
	嗜酸性粒细胞	2.7%（0.08×10^9/L）	$(0.02 \sim 0.52) \times 10^9$/L
	嗜碱性粒细胞	0.6%（0.02×10^9/L）	$(0.00 \sim 0.06) \times 10^9$/L

表3-104 案例50患者血涂片表现

血涂片	结 果
RBC	大小不一；大红细胞、卡波环易见
WBC	中性粒细胞分叶过多
PLT	可见巨大血小板

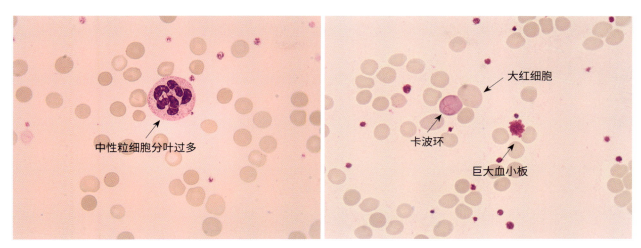

A.中性粒细胞分叶过多 B.大红细胞、卡波环、巨大血小板

图3-34 案例50患者外周血涂片细胞形态

【问题】

1.鉴别诊断是什么？

基于鉴别诊断的需要，应做表3-105中的检查。

表3-105 案例50患者补充检查项目

项 目	结 果	参考区间
网织红细胞	1.30%	0.5% ～ 1.5%
网织红细胞绝对值	21.40×10^9/L	$(24 \sim 84) \times 10^9$/L
叶酸	10.40 nmol/L	7.3 ～ 44.1 nmol/L
维生素B$_{12}$	1368 pmol/L	133 ～ 676 pmol/L
骨髓涂片	粒、红二系均有轻度巨幼样改变；部分幼红细胞可见核分叶核畸形，成熟红细胞大小不一，大红细胞较易见，偶见卡波环	—
骨髓铁染色	细胞外铁：(+++) ～ (++++)；细胞内铁：42%阳性（1 ～ 30粒），其中23%为环状铁粒幼红细胞	—
分子生物学检测	*ASXL1*、*SF3B1*、*TET2*突变	—

2.您的最终报告中是否有进一步检查建议？如果有，做哪些检查？

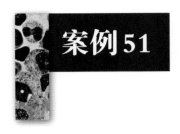

案例51

【病史】

76岁女性，白细胞增高。血液学检验结果详见表3-106、表3-107，外周血涂片形态见图3-35。

表3-106　案例51患者血液分析仪数据及分类结果

参　数		检测结果	参考区间
血液分析仪	RBC	4.96×10^{12}/L	$(3.8 \sim 5.1) \times 10^{12}$/L
	Hb	99.0 g/L	$115 \sim 150$ g/L
	HCT	31.5%	$35\% \sim 45\%$
	MCV	63.6 fL	$82 \sim 100$ fL
	MCH	19.9 pg	$27 \sim 34$ pg
	MCHC	313 g/L	$316 \sim 354$ g/L
	RDW-SD	41.3 fL	$35.1 \sim 46.3$ fL
	RDW-CV	18.1%	$11.5\% \sim 14.5\%$
	WBC	50.64×10^9/L	$(3.5 \sim 9.5) \times 10^9$/L
	PLT	74×10^9/L	$(125 \sim 350) \times 10^9$/L
分　类	中性粒细胞	58.0%（29.37×10^9/L）	$(1.8 \sim 6.3) \times 10^9$/L
	淋巴细胞	14.0%（7.09×10^9/L）	$(1.1 \sim 3.2) \times 10^9$/L
	单核细胞	18.0%（9.12×10^9/L）	$(0.1 \sim 0.6) \times 10^9$/L
	嗜酸性粒细胞	2.0%（1.01×10^9/L）	$(0.02 \sim 0.52) \times 10^9$/L
	嗜碱性粒细胞	3.0%（1.52×10^9/L）	$(0.00 \sim 0.06) \times 10^9$/L

表3-107　案例51患者血涂片表现

血涂片	结　果
RBC	轻度大小不一；靶形红细胞易见
WBC	单核细胞比例增高伴形态异常
PLT	数量减少

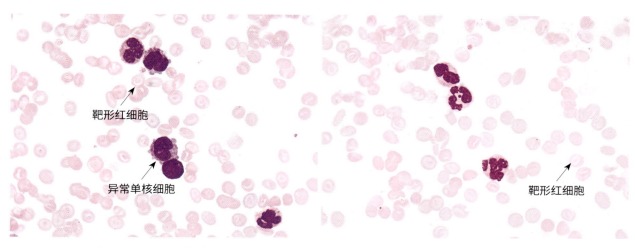

A.靶形红细胞、异常单核细胞　　　　　　　　　　　　B.靶形红细胞

图3-35　案例51患者外周血涂片细胞形态

【问题】

1.鉴别诊断是什么?

基于鉴别诊断的需要,应做表3-108中的检查。

表3-108　案例51患者补充检查项目

项　目	结　果
骨髓涂片	骨髓增生极度活跃;粒系增生活跃,部分伴轻度大细胞样变及颗粒减少等胞核、胞质发育不平衡表现;单核细胞比例增高,占13%,部分单核细胞形态异常
分子生物学检测	*ASXL1*、*NRAS*、*KMT2A*、*TMT2B*、*NOTCH1*突变

2.您的最终报告中是否有进一步检查建议?如果有,做哪些检查?

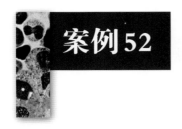

案例52

【病史】

81岁男性，支气管炎。血液学检验结果详见表3-109、表3-110，外周血涂片形态见图3-36。

表3-109　案例52患者血液分析仪数据及分类结果

参　数		检测结果	参考区间
血液分析仪	RBC	$2.87 \times 10^{12}/L$	$(4.3 \sim 5.8) \times 10^{12}/L$
	Hb	73.0 g/L	130 ～ 175 g/L
	HCT	22.7%	40% ～ 50%
	MCV	79.1 fL	82 ～ 100 fL
	MCH	25.3 pg	27 ～ 34 pg
	MCHC	320 g/L	316 ～ 354 g/L
	RDW-SD	49.2 fL	35.1 ～ 46.3 fL
	RDW-CV	17.1%	11.5% ～ 14.5%
	WBC	$82.05 \times 10^9/L$	$(3.5 \sim 9.5) \times 10^9/L$
	PLT	$225 \times 10^9/L$	$(125 \sim 350) \times 10^9/L$
分　类	中性粒细胞	32.0%（$26.26 \times 10^9/L$）	$(1.8 \sim 6.3) \times 10^9/L$
	淋巴细胞	6.0%（$4.92 \times 10^9/L$）	$(1.1 \sim 3.2) \times 10^9/L$
	单核细胞	29.0%（$23.78 \times 10^9/L$）	$(0.1 \sim 0.6) \times 10^9/L$
	嗜酸性粒细胞	0.0%（$0.00 \times 10^9/L$）	$(0.02 \sim 0.52) \times 10^9/L$
	嗜碱性粒细胞	2.0%（$1.64 \times 10^9/L$）	$(0.00 \sim 0.06) \times 10^9/L$
	原始细胞	6.0%	—
	幼稚单核细胞	3.0%	—
	中幼粒细胞	12.0%	—
	晚幼粒细胞	10.0%	—
	有核红细胞	1/100 WBC	—

表3-110 案例52患者血涂片表现

血涂片	结 果
RBC	大小不一
WBC	单核细胞增多；原始细胞、幼稚单核细胞及幼稚粒细胞可见
PLT	大血小板易见

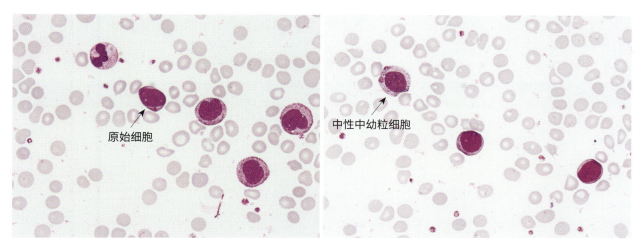

A.原始细胞　　　　　　　　　　B.中性中幼粒细胞

图3-36 案例52患者外周血涂片细胞形态

【问题】

1.鉴别诊断是什么？

基于鉴别诊断的需要，应做表3-111中的检查。

表3-111 案例52患者补充检查项目

项 目	结 果
NAP染色	9%阳性，积分8分；正常对照：94%阳性，积分158分
骨髓涂片	幼稚粒细胞占26%，嗜酸性粒细胞、嗜碱性粒细胞较易见；幼稚单核细胞占5.0%，该类细胞体中等偏大，呈圆、类圆形，胞质量丰富，呈灰蓝色，含有多少不一嗜天青颗粒，胞核呈圆、类圆或不规则形，可见扭曲、折叠或凹陷，核染色质较疏松，部分可见1～3个核仁
骨髓流式细胞术	CD34+原始/幼稚细胞占3.2%，其免疫表型为CD34+、CD117+、CD33+、CD13+、HLA-DR+、CD10−、CD19−、CD56−、CD5−、CD2−、CD7−、CD3−；粒细胞比例相对正常，其免疫表型为CD11b，CD13，CD15，CD16未见明显表达紊乱，部分粒细胞异常表达CD56（25.5%）、单核细胞约占19.0%、其免疫表型为CD34−、CD117−、CD33+、HLA-DR+、CD36+、CD64+、CD14+、CD4+、CD15+、CD13+、CD11b+、CD56部分+
分子生物学检测	*ASXL1*、*NRAS*、*SETBP1*突变

2.您的最终报告中是否有进一步检查建议？如果有，做哪些检查？

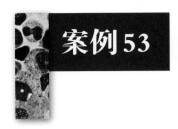

案例53

【病史】

41岁女性，腹痛。血液学检验结果详见表3-112、表3-113，外周血涂片形态见图3-37。

表3-112　案例53患者血液分析仪数据及分类结果

	参　数	检测结果	参考区间
血液分析仪	RBC	$3.29 \times 10^{12}/L$	$(3.8 \sim 5.1) \times 10^{12}/L$
	Hb	88.0 g/L	$115 \sim 150$ g/L
	HCT	27.6%	$35\% \sim 45\%$
	MCV	83.9 fL	$82 \sim 100$ fL
	MCH	26.7 pg	$27 \sim 34$ pg
	MCHC	318 g/L	$316 \sim 354$ g/L
	RDW-SD	51.4 fL	$35.1 \sim 46.3$ fL
	RDW-CV	16.8%	$11.5\% \sim 14.5\%$
	WBC	$88.22 \times 10^9/L$	$(3.5 \sim 9.5) \times 10^9/L$
	PLT	$179 \times 10^9/L$	$(125 \sim 350) \times 10^9/L$
分　类	中性粒细胞	60.0%（$52.93 \times 10^9/L$）	$(1.8 \sim 6.3) \times 10^9/L$
	淋巴细胞	0.0%（$0.00 \times 10^9/L$）	$(1.1 \sim 3.2) \times 10^9/L$
	单核细胞	0.0%（$0.00 \times 10^9/L$）	$(0.1 \sim 0.6) \times 10^9/L$
	嗜酸性粒细胞	19.0%（$16.76 \times 10^9/L$）	$(0.02 \sim 0.52) \times 10^9/L$
	嗜碱性粒细胞	13.0%（$11.47 \times 10^9/L$）	$(0.00 \sim 0.06) \times 10^9/L$
	原始细胞	2.0%	—
	中、晚幼粒细胞	6.0%	—

表3-113　案例53患者血涂片表现

血涂片	结　果
RBC	大小不一
WBC	嗜酸及嗜碱性粒细胞比例明显增高；可见原始细胞及幼粒细胞
PLT	数量和形态正常

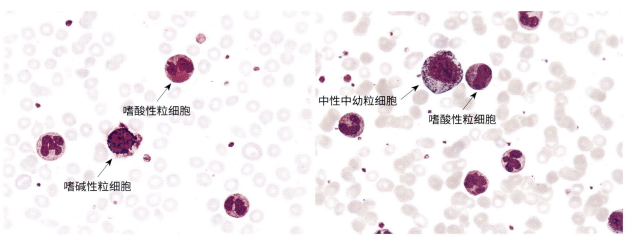

A.嗜酸性粒细胞、嗜碱性粒细胞　　　　　　B.中性中幼粒细胞、嗜酸性粒细胞

图3-37　案例53患者外周血涂片细胞形态

【问题】

1.鉴别诊断是什么？

基于鉴别诊断的需要，应做表3-114中的检查。

表3-114　案例53患者补充检查项目

项 目	结 果
NAP染色	积分0分；正常对照：74%阳性，积分99分
骨髓涂片	骨髓增生明显活跃，粒红比值明显增高，原始细胞占2%，嗜酸性粒细胞及嗜碱性粒细胞比例明显增高
骨髓流式细胞术	2.4%原始/幼稚髓系细胞，其免疫表型为CD34+、CD117部分+、CD33+、HLA-DR+、CD33+、CD38+、CD64−、CD7−、CD7−、CD10−；粒细胞增多约占82.5%，部分粒细胞异常表达CD56（13.0%）
细胞遗传学检测	*Bcr/Abl1*融合基因阳性；染色体分析显示异常克隆t（9；22）（q34；q11.2）；所有细胞出现9号和22号染色体长臂易位

2.您的最终报告中是否有进一步检查建议？如果有，做哪些检查？

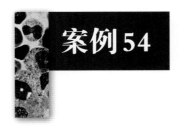

案例54

【病史】

66岁男性，咳嗽咳痰、低热。血液学检验结果详见表3-115、表3-116，外周血涂片形态见图3-38。

表3-115 案例54患者血液分析仪数据及分类结果

参 数		检测结果	参考区间
血液分析仪	RBC	4.86×10^{12}/L	$(4.3 \sim 5.8) \times 10^{12}$/L
	Hb	157.0 g/L	$130 \sim 175$ g/L
	HCT	48.2%	$40\% \sim 50\%$
	MCV	99.4 fL	$82 \sim 100$ fL
	MCH	32.4 pg	$27 \sim 34$ pg
	MCHC	326 g/L	$316 \sim 354$ g/L
	RDW-SD	49.4 fL	$35.1 \sim 46.3$ fL
	RDW-CV	13.5%	$11.5\% \sim 14.5\%$
	WBC	18.58×10^{9}/L	$(3.5 \sim 9.5) \times 10^{9}$/L
	PLT	201×10^{9}/L	$(125 \sim 350) \times 10^{9}$/L
分 类	中性粒细胞	79.9%（14.85×10^{9}/L）	$(1.8 \sim 6.3) \times 10^{9}$/L
	淋巴细胞	10.4%（1.93×10^{9}/L）	$(1.1 \sim 3.2) \times 10^{9}$/L
	单核细胞	2.6%（0.48×10^{9}/L）	$(0.1 \sim 0.6) \times 10^{9}$/L
	嗜酸性粒细胞	0.1%（0.02×10^{9}/L）	$(0.02 \sim 0.52) \times 10^{9}$/L
	嗜碱性粒细胞	2.0%（0.37×10^{9}/L）	$(0.00 \sim 0.06) \times 10^{9}$/L
	中、晚幼粒细胞	5.0%	—

表3-116 案例54患者血涂片表现

血涂片	结 果
RBC	数量和形态正常
WBC	中、晚幼粒细胞较易见
PLT	数量和形态正常

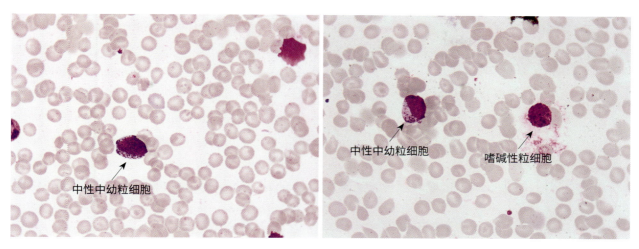

A.中性中幼粒细胞　　　　　　　　　　B.中性中幼粒细胞、嗜碱性粒细胞

图3-38　案例54患者外周血涂片细胞形态

【问题】

1.鉴别诊断是什么？

基于鉴别诊断的需要，应做表3-117中的检查。

表3-117　案例54患者补充检查项目

项　目	结　果
NAP染色	15%阳性，积分10分；正常对照：74%阳性，积分99分
骨髓涂片	骨髓增生明显活跃，嗜酸及嗜碱性粒细胞比例明显增高
骨髓流式细胞术	CD34+原始/幼稚细胞占0.3%，其免疫表型未见明显异常；粒系相对比例明显增多，其免疫表型为CD13、CD16、CD15、CD11b可见表达紊乱，少数粒系异常表达CD56（15.9%）
分子生物学检测	*EP300*、*KMT2D*、*NPM1*、*TET2*突变
细胞遗传学检测	*Bcr/Abl1*融合基因阳性；染色体分析显示异常克隆t（9；22）（q34；q11.2）；所有细胞出现9号和22号染色体长臂易位

2.您的最终报告中是否有进一步检查建议？如果有，做哪些检查？

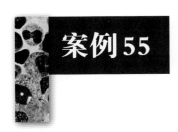

案例55

【病史】

82岁男性，乏力、纳差。血液学检验结果详见表3-118、表3-119，外周血涂片形态见图3-39。

表3-118　案例55患者血液分析仪数据及分类结果

参　数		检测结果	参考区间
血液分析仪	RBC	4.04×10^{12}/L	$(4.3 \sim 5.8) \times 10^{12}$/L
	Hb	113.0 g/L	$130 \sim 175$ g/L
	HCT	34.6%	$40\% \sim 50\%$
	MCV	85.8 fL	$82 \sim 100$ fL
	MCH	27.9 pg	$27 \sim 34$ pg
	MCHC	325 g/L	$316 \sim 354$ g/L
	RDW-SD	48.0 fL	$35.1 \sim 46.3$ fL
	RDW-CV	15.6%	$11.5\% \sim 14.5\%$
	WBC	14.11×10^9/L	$(3.5 \sim 9.5) \times 10^9$/L
	PLT	453×10^9/L	$(125 \sim 350) \times 10^9$/L
分　类	中性粒细胞	60.2%（8.49×10^9/L）	$(1.8 \sim 6.3) \times 10^9$/L
	淋巴细胞	20.1%（2.84×10^9/L）	$(1.1 \sim 3.2) \times 10^9$/L
	单核细胞	0.7%（0.10×10^9/L）	$(0.1 \sim 0.6) \times 10^9$/L
	嗜酸性粒细胞	2.7%（0.38×10^9/L）	$(0.02 \sim 0.52) \times 10^9$/L
	嗜碱性粒细胞	16.3%（2.30×10^9/L）	$(0.00 \sim 0.06) \times 10^9$/L

表3-119　案例55患者血涂片表现

血涂片	结　果
RBC	大小不一
WBC	嗜碱性粒细胞明显增多，中性中幼粒细胞、中性晚幼粒细胞可见
PLT	数量增多

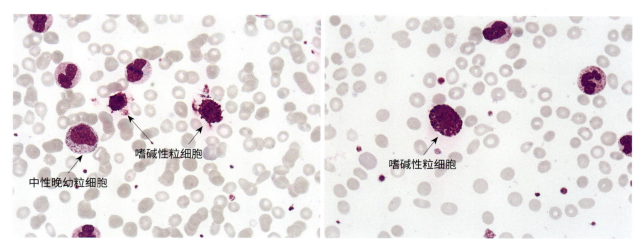

A.中性晚幼粒细胞、嗜碱性粒细胞　　　　　　　　　　　B.嗜碱性粒细胞

图3-39　案例55患者外周血涂片细胞形态

【问题】

1.鉴别诊断是什么？

　　基于鉴别诊断的需要，应做表3-120中的检查。

表3-120　案例55患者补充检查项目

项　目	结　果
NAP染色	12%阳性，积分8分；正常对照：79%阳性，积分102分
骨髓涂片	骨髓增生明显活跃，粒系占64%，嗜酸性粒细胞、嗜碱性粒细胞易见
骨髓流式细胞术	CD34+原始/幼稚细胞占0.1%，其免疫表型未见明显异常；粒系相对比例正常，其免疫表型CD13、CD16、CD15、CD11b未见明显表达紊乱，可见约2.0%嗜酸性粒细胞；见约0.1%浆细胞，其免疫表型为CD38++、CD138++、CD19+、CD56−，考虑为反应性增生的浆细胞
细胞遗传学检测	Bcr/Abl1融合基因阳性；染色体分析显示异常克隆t（9；22）（q34；q11.2）；所有细胞出现9号和22号染色体长臂易位

2.您的最终报告中是否有进一步检查建议？如果有，做哪些检查？

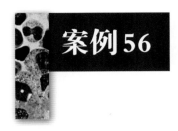

案例56

【病史】

66岁男性，乏力，伴有胃纳明显减退。血液学检验结果详见表3-121、表3-122，外周血涂片形态见图3-40。

表3-121　案例56患者血液分析仪数据及分类结果

参　数		检测结果	参考区间
血液分析仪	RBC	$3.33 \times 10^{12}/L$	$(4.3 \sim 5.8) \times 10^{12}/L$
	Hb	108.0 g/L	130 $\sim$ 175 g/L
	HCT	34.2%	40% $\sim$ 50%
	MCV	102.6 fL	82 $\sim$ 100 fL
	MCH	32.4 pg	27 $\sim$ 34 pg
	MCHC	315 g/L	316 $\sim$ 354 g/L
	RDW-SD	63.0 fL	35.1 $\sim$ 46.3 fL
	RDW-CV	17.0%	11.5% $\sim$ 14.5%
	WBC	$14.20 \times 10^9/L$	$(3.5 \sim 9.5) \times 10^9/L$
	PLT	$602 \times 10^9/L$	$(125 \sim 350) \times 10^9/L$
分　类	中性粒细胞	82.0%（$11.65 \times 10^9/L$）	$(1.8 \sim 6.3) \times 10^9/L$
	淋巴细胞	7.9%（$1.13 \times 10^9/L$）	$(1.1 \sim 3.2) \times 10^9/L$
	单核细胞	6.8%（$0.96 \times 10^9/L$）	$(0.1 \sim 0.6) \times 10^9/L$
	嗜酸性粒细胞	2.7%（$0.38 \times 10^9/L$）	$(0.02 \sim 0.52) \times 10^9/L$
	嗜碱性粒细胞	0.6%（$0.09 \times 10^9/L$）	$(0.00 \sim 0.06) \times 10^9/L$

表3-122　案例56患者血涂片表现

血涂片	结　果
RBC	大小不一，大红细胞易见
WBC	中性粒细胞分叶过多
PLT	数量增多，可见巨大血小板

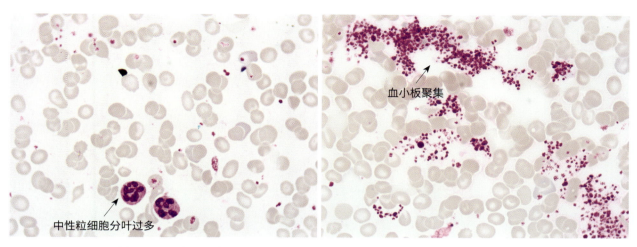

A.中性粒细胞分叶过多　　　　　　　　　B.血小板聚集

图3-40　案例56患者外周血涂片细胞形态

【问题】

1.鉴别诊断是什么？

　　基于鉴别诊断的需要，应做表3-123中的检查。

表3-123　案例56患者补充检查项目

项 目	结 果
骨髓涂片	粒系增生，其比例占53.5%，以杆状核粒细胞为主，粒系有胞核、胞质发育不平衡的表现，可见巨中性中幼粒细胞、中性晚幼粒细胞、杆状核及分叶过多（6～8叶）粒细胞。幼红细胞呈双相性改变，部分晚幼红有脱核障碍表现，成熟红细胞明显大小不一，大红细胞易见
骨髓流式细胞术	CD34+原始/幼稚髓细胞占1.0%，其免疫表型未见明显异常；粒细胞占75.7%，少部分粒细胞异常表达CD56+（15.6%），其免疫表型CD13、CD15、CD16、CD11b未见明显表达紊乱
分子生物学检测	JAK2 V617F突变

2.您的最终报告中是否有进一步检查建议？如果有，做哪些检查？

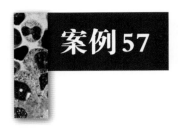

案例57

【病史】

74岁女性，头痛。血液学检验结果详见表3-124、表3-125，外周血涂片形态见图3-41。

表3-124　案例57患者血液分析仪数据及分类结果

参　数		检测结果	参考区间
血液分析仪	RBC	2.76×10^{12}/L	$(3.8 \sim 5.1) \times 10^{12}$/L
	Hb	68.0 g/L	$115 \sim 150$ g/L
	HCT	20.6%	$35\% \sim 45\%$
	MCV	74.5 fL	$82 \sim 100$ fL
	MCH	24.7 pg	$27 \sim 34$ pg
	MCHC	331 g/L	$316 \sim 354$ g/L
	RDW-SD	50.5 fL	$35.1 \sim 46.3$ fL
	RDW-CV	18.8%	$11.5\% \sim 14.5\%$
	WBC	83.35×10^9/L	$(3.5 \sim 9.5) \times 10^9$/L
	PLT	295×10^9/L	$(125 \sim 350) \times 10^9$/L
分　类	中性粒细胞	85.37%（71.16×10^9/L）	$(1.8 \sim 6.3) \times 10^9$/L
	淋巴细胞	4.1%（3.45×10^9/L）	$(1.1 \sim 3.2) \times 10^9$/L
	单核细胞	3.5%（2.95×10^9/L）	$(0.1 \sim 0.6) \times 10^9$/L
	嗜酸性粒细胞	0.0%（0.00×10^9/L）	$(0.02 \sim 0.52) \times 10^9$/L
	嗜碱性粒细胞	0.03%（0.02×10^9/L）	$(0.00 \sim 0.06) \times 10^9$/L
	中性幼粒细胞	6.0%	—
	原始淋巴细胞、幼稚淋巴细胞	1.0%	—
	有核红细胞	1/100 WBC	—

表3-125 案例57患者血涂片表现

血涂片	结 果
RBC	大小不一，靶形红细胞、大红细胞易见，偶见有核红细胞
WBC	中性幼粒细胞占6.0%；原始淋巴细胞、幼稚淋巴细胞占1.0%
PLT	可见大血小板

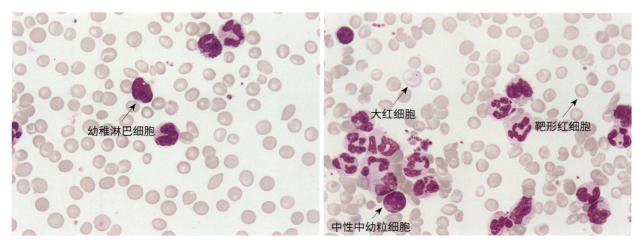

A.幼稚淋巴细胞　　　　　　　B.中性中幼粒细胞、大红细胞、靶形红细胞

图3-41 案例57患者外周血涂片细胞形态

【问题】

1.鉴别诊断是什么？

基于鉴别诊断的需要，应做表3-126中的检查。

表3-126 案例57患者补充检查项目

项 目	结 果
骨髓涂片	原始淋巴细胞、幼稚淋巴细胞占2.5%；粒系增生明显活跃，其比例占78.0%，中性中幼粒细胞、中性晚幼粒细胞较易见，部分幼粒细胞伴有颗粒减少等退行性变，部分分叶核粒细胞见分叶过多（6～7叶）
骨髓流式细胞术	原始/幼稚T细胞占4.0%，其免疫表型为CD1a-、CD3-、CD4-、CD5dim、CD7++、CD8-、CD10+、CD34+、CD38+、CD99-、cCD3部分+、TDT-
分子生物学检测	*ASXL1*、*NRAS*、*NOTCH1*、*SRSF2*、*KMT2B*突变

2.您的最终报告中是否有进一步检查建议？如果有，做哪些检查？

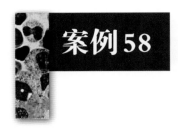

案例58

【病史】

70岁男性，咳嗽、消瘦、腰酸乏力。血液学检验结果详见表3-127、表3-128，外周血涂片形态见图3-42。

表3-127　案例58患者血液分析仪数据及分类结果

参　数		检测结果	参考区间
血液分析仪	RBC	4.08×10^{12}/L	$(4.3 \sim 5.8) \times 10^{12}$/L
	Hb	126.0 g/L	130 ～ 175 g/L
	HCT	38.7%	40% ～ 50%
	MCV	94.7 fL	82 ～ 100 fL
	MCH	30.9 pg	27 ～ 34 pg
	MCHC	327 g/L	316 ～ 354 g/L
	RDW-SD	46.8 fL	35.1 ～ 46.3 fL
	RDW-CV	13.5%	11.5% ～ 14.5%
	WBC	31.47×10^9/L	$(3.5 \sim 9.5) \times 10^9$/L
	PLT	103×10^9/L	$(125 \sim 350) \times 10^9$/L
分　类	中性粒细胞	24.0%（7.55×10^9/L）	$(1.8 \sim 6.3) \times 10^9$/L
	淋巴细胞	72.0%（22.66×10^9/L）	$(1.1 \sim 3.2) \times 10^9$/L
	单核细胞	2.0%（0.63×10^9/L）	$(0.1 \sim 0.6) \times 10^9$/L
	嗜酸性粒细胞	2.0%（0.63×10^9/L）	$(0.02 \sim 0.52) \times 10^9$/L
	嗜碱性粒细胞	0.0%（0.00×10^9/L）	$(0.00 \sim 0.06) \times 10^9$/L

表3-128　案例58患者血涂片表现

血涂片	结　果
RBC	数量和形态正常
WBC	淋巴细胞明显增多，涂抹细胞易见
PLT	数量和形态正常

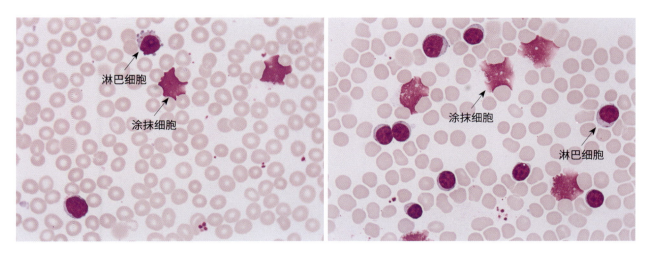

图3-42 案例58患者外周血涂片细胞形态

淋巴细胞、涂抹细胞

【问题】

1.鉴别诊断是什么？

基于鉴别诊断的需要，应做表3-129中的检查。

表3-129 案例58患者补充检查项目

项 目	结 果
骨髓涂片	淋巴细胞占82.0%，大部分为成熟的小淋巴细胞，该类细胞胞体较小，胞质量少，呈蓝色，多无颗粒，部分边缘可见毛刺样小突起，呈核呈圆、类圆形，核染色质致密，少部分可见切迹，未见核仁；可见1.0%的幼稚淋巴细胞，核染色质细致致密，隐约可见核仁
骨髓流式细胞术	异常B淋巴细胞明显增多占69.8%，CD45+、CD19+、CD5+、CD23+、CD20dim、CD10-、FMC7-、CD22dim、CD200+、CD79bdim、HLA-DR部分+、CD38-、胞膜免疫球蛋白Lambda轻链限制性表达

2.您的最终报告中是否有进一步检查建议？如果有，做哪些检查？

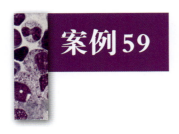

案例59

【病史】

74岁女性，高血压、糖尿病、白细胞增高六年。血液学检验结果详见表3-130、表3-131，外周血涂片形态见图3-43。

表3-130　案例59患者血液分析仪数据及分类结果

参　数		检测结果	参考区间
血液分析仪	RBC	3.96×10^{12}/L	$(3.8 \sim 5.1) \times 10^{12}$/L
	Hb	128.0 g/L	$115 \sim 150$ g/L
	HCT	37.3%	$35\% \sim 45\%$
	MCV	94.2 fL	$82 \sim 100$ fL
	MCH	32.3 pg	$27 \sim 34$ pg
	MCHC	343 g/L	$316 \sim 354$ g/L
	RDW-SD	43.8 fL	$35.1 \sim 46.3$ fL
	RDW-CV	12.8%	$11.5\% \sim 14.5\%$
	WBC	22.49×10^9/L	$(3.5 \sim 9.5) \times 10^9$/L
	PLT	218×10^9/L	$(125 \sim 350) \times 10^9$/L
分　类	中性粒细胞	21.4%（4.18×10^9/L）	$(1.8 \sim 6.3) \times 10^9$/L
	淋巴细胞	75.4%（16.98×10^9/L）	$(1.1 \sim 3.2) \times 10^9$/L
	单核细胞	2.6%（0.58×10^9/L）	$(0.1 \sim 0.6) \times 10^9$/L
	嗜酸性粒细胞	0.4%（0.08×10^9/L）	$(0.02 \sim 0.52) \times 10^9$/L
	嗜碱性粒细胞	0.2%（0.04×10^9/L）	$(0.00 \sim 0.06) \times 10^9$/L

表3-131　案例59患者血涂片表现

血涂片	结　果
RBC	数量和形态正常
WBC	淋巴细胞明显增多；涂抹细胞易见
PLT	数量和形态正常

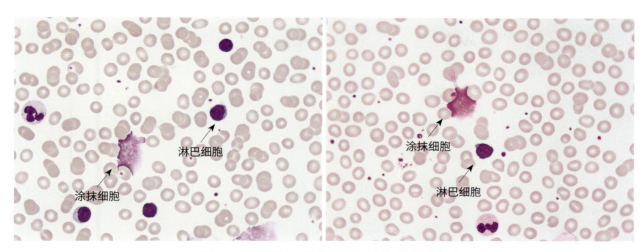

图3-43 案例59患者外周血涂片细胞形态

淋巴细胞、涂抹细胞

【问题】

1.鉴别诊断是什么？

基于鉴别诊断的需要，应做表3-132中的检查。

表3-132 案例59患者补充检查项目

项 目	结 果
骨髓涂片	增生性骨髓象，小淋巴细胞浸润，该类细胞胞体中等偏小，呈圆、类圆形，浆少色淡蓝，核染色质浓集；原、幼淋巴细胞占3.0%，涂抹细胞易见
骨髓流式细胞术	异常B淋巴细胞明显增多占54.0%，其免疫表型为CD45+、CD19+、CD23+、CD200+、CD5dim+、CD22dim+、CD20dim+、CD79bdim+、HLA-DR+、CD10−、FMC7−、CD103−、CD38−，伴胞膜/胞内免疫球蛋白Kappa轻链限制性表达
分子生物学检测	IGHV单克隆重排；未检测到ATM基因；p53(17p13.1)基因缺失

2.您的最终报告中是否有进一步检查建议？如果有，做哪些检查？

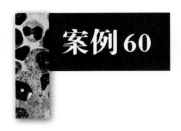

【病史】

69岁女性，咳嗽发热。血液学检验结果详见表3-133、表3-134，外周血涂片形态见图3-44。

表3-133 案例60患者血液分析仪数据及分类结果

参　数		检测结果	参考区间
血液分析仪	RBC	4.18×10^{12}/L	$(3.8 \sim 5.1) \times 10^{12}$/L
	Hb	130.0 g/L	$115 \sim 150$ g/L
	HCT	39.6%	$35\% \sim 45\%$
	MCV	94.9 fL	$82 \sim 100$ fL
	MCH	31.2 pg	$27 \sim 34$ pg
	MCHC	329 g/L	$316 \sim 354$ g/L
	RDW-SD	45.9 fL	$35.1 \sim 46.3$ fL
	RDW-CV	13.3%	$11.5\% \sim 14.5\%$
	WBC	15.91×10^9/L	$(3.5 \sim 9.5) \times 10^9$/L
	PLT	191×10^9/L	$(125 \sim 350) \times 10^9$/L
分　类	中性粒细胞	19.0%（3.02×10^9/L）	$(1.8 \sim 6.3) \times 10^9$/L
	淋巴细胞	77.0%（12.25×10^9/L）	$(1.1 \sim 3.2) \times 10^9$/L
	单核细胞	2.0%（0.32×10^9/L）	$(0.1 \sim 0.6) \times 10^9$/L
	嗜酸性粒细胞	0.0%（0.00×10^9/L）	$(0.02 \sim 0.52) \times 10^9$/L
	嗜碱性粒细胞	0.0%（0.00×10^9/L）	$(0.00 \sim 0.06) \times 10^9$/L
	幼稚样淋巴细胞	2.0%	—

表3-134 案例60患者血涂片表现

血涂片	结　果
RBC	轻度大小不一
WBC	淋巴细胞明显增多，偶见幼稚样淋巴细胞
PLT	偶见小聚集

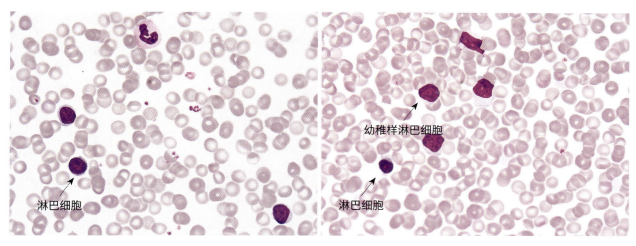

A.淋巴细胞   B.幼稚样淋巴细胞、淋巴细胞

图3-44　案例60患者外周血涂片细胞形态

【问题】

1.鉴别诊断是什么？

　　基于鉴别诊断的需要，应做表3-135中的检查。

表3-135　案例60患者补充检查项目

项　目	结　果
骨髓涂片	增生性骨髓象，小淋巴细胞浸润，核染色质呈块状，胞质少，幼稚淋巴细胞占2.5%
骨髓流式细胞术	异常B淋巴细胞占28.6%，其免疫表型为CD19+、CD5+、CD23+、CD20+、CD10-、FMC7部分+、CD22+、CD79b+、CD200+、HLA-DR+、CD103-、CD38-，胞膜免疫球蛋白Kappa轻链限制性表达

2.您的最终报告中是否有进一步检查建议？如果有，做哪些检查？

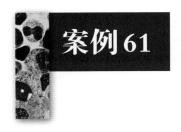

案例61

【病史】

69岁男性，胸闷咳嗽。血液学检验结果详见表3-136、表3-137，外周血涂片形态见图3-45。

表3-136　案例61患者血液分析仪数据及分类结果

参数		检测结果	参考区间
血液分析仪	RBC	3.28×10^{12}/L	$(4.3 \sim 5.8) \times 10^{12}$/L
	Hb	106.0 g/L	130 ～ 175 g/L
	HCT	32.2%	40% ～ 50%
	MCV	98.3 fL	82 ～ 100 fL
	MCH	32.4 pg	27 ～ 34 pg
	MCHC	329 g/L	316 ～ 354 g/L
	RDW-SD	58.6 fL	35.1 ～ 46.3 fL
	RDW-CV	16.2%	11.5% ～ 14.5%
	WBC	35.88×10^9/L	$(3.5 \sim 9.5) \times 10^9$/L
	PLT	93×10^9/L	$(125 \sim 350) \times 10^9$/L
分类	中性粒细胞	13.0%（4.66×10^9/L）	$(1.8 \sim 6.3) \times 10^9$/L
	淋巴细胞	78.61%（28.21×10^9/L）	$(1.1 \sim 3.2) \times 10^9$/L
	单核细胞	3.0%（1.08×10^9/L）	$(0.1 \sim 0.6) \times 10^9$/L
	嗜酸性粒细胞	0.36%（0.00×10^9/L）	$(0.02 \sim 0.52) \times 10^9$/L
	嗜碱性粒细胞	0.0%（0.00×10^9/L）	$(0.00 \sim 0.06) \times 10^9$/L
	幼稚淋巴细胞	5.0%	—

表3-137　案例61患者血涂片表现

血涂片	结果
RBC	轻度大小不一
WBC	淋巴细胞明显增多，幼稚淋巴细胞易见
PLT	数量减少，可见大血小板

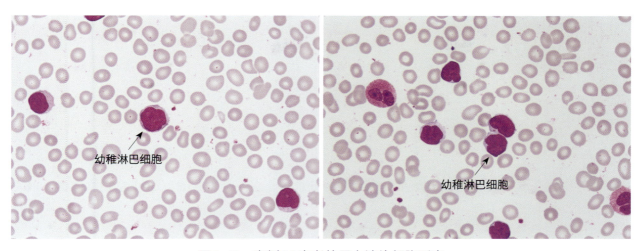

图3-45　案例61患者外周血涂片细胞形态

幼稚淋巴细胞

【问题】

1.鉴别诊断是什么？

　　基于鉴别诊断的需要，应做表3-138中的检查。

表3-138　案例61患者补充检查项目

项　目	结　果
外周血流式细胞术	淋巴细胞约占93.321%，T细胞占3.66%，CD4/CD8=1.034，表型未见明显异常，NK细胞占1.185%，表型未见明显异常。异常B细胞占89.236%，该群细胞小，表达CD19、Lambda、CD22、CD23、HLA-DR；少部分表达CD5；弱表达CD200；不表达Kappa、CD20、CD10、CD38、CD103、CD11c、CD123、FMC7

2.您的最终报告中是否有进一步检查建议？如果有，做哪些检查？

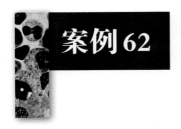

案例62

【病史】

26岁男性，无明显诱因出现鼻涕中有时带少量血丝。血液学检验结果详见表3-139、表3-140，外周血涂片形态见图3-46。

表3-139　案例62患者血液分析仪数据及分类结果

参　数		检测结果	参考区间
血液分析仪	RBC	2.45×10^{12}/L	$(4.3 \sim 5.8) \times 10^{12}$/L
	Hb	85.0 g/L	130 ～ 175 g/L
	HCT	26.2%	40% ～ 50%
	MCV	107.1 fL	82 ～ 100 fL
	MCH	34.6 pg	27 ～ 34 pg
	MCHC	323 g/L	316 ～ 354 g/L
	RDW-SD	65.0 fL	35.1 ～ 46.3 fL
	RDW-CV	16.7%	11.5% ～ 14.5%
	WBC	19.77×10^9/L	$(3.5 \sim 9.5) \times 10^9$/L
	PLT	33×10^9/L	$(125 \sim 350) \times 10^9$/L
分　类	中性粒细胞	2.8%（0.55×10^9/L）	$(1.8 \sim 6.3) \times 10^9$/L
	淋巴细胞	92.6%（18.31×10^9/L）	$(1.1 \sim 3.2) \times 10^9$/L
	单核细胞	4.5%（0.89×10^9/L）	$(0.1 \sim 0.6) \times 10^9$/L
	嗜酸性粒细胞	0.0%（0.00×10^9/L）	$(0.02 \sim 0.52) \times 10^9$/L
	嗜碱性粒细胞	0.1%（0.02×10^9/L）	$(0.00 \sim 0.06) \times 10^9$/L

表3-140　案例62患者血涂片表现

血涂片	结　果
RBC	大小不一
WBC	淋巴细胞比例增高，涂抹细胞易见
PLT	数量减少

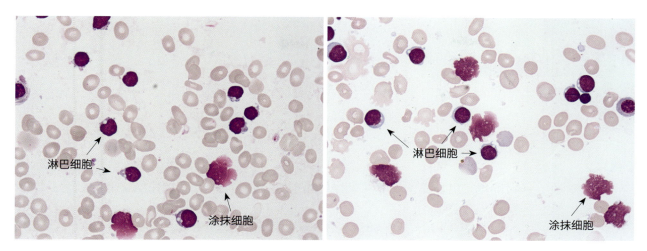

图3-46 案例62患者外周血涂片细胞形态

淋巴细胞、涂抹细胞

【问题】

1. 鉴别诊断是什么？

基于鉴别诊断的需要，应做表3-141中的检查。

表3-141 案例62患者补充检查项目

项 目	结 果
骨髓涂片	增生性骨髓象，小淋巴细胞浸润，该类细胞胞体偏小，呈圆、类圆形，胞质少，核染色质呈块状，可见1～2个清晰核仁
骨髓流式细胞术	异常小淋巴细胞占70.1%，其免疫表型为CD19+、CD5dim+、CD23大部分+、CD20dim+、CD10−、FMC7−、CD22−、CD200+、CD79b少量+、CD103−、CD11c−、胞膜免疫球蛋白Lambda轻链限制性表达
分子生物学检测	*ATM*基因缺失

2. 您的最终报告中是否有进一步检查建议？如果有，做哪些检查？

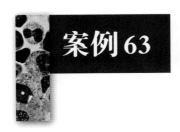

案例63

【病史】

64岁男性，咳嗽、发热。血液学检验结果详见表3-142、表3-143，外周血涂片形态见图3-47。

表3-142 案例63患者血液分析仪数据及分类结果

参　数		检测结果	参考区间
血液分析仪	RBC	4.54×10^{12}/L	$(4.3 \sim 5.8) \times 10^{12}$/L
	Hb	137.0 g/L	$130 \sim 175$ g/L
	HCT	41.1%	$40\% \sim 50\%$
	MCV	90.5 fL	$82 \sim 100$ fL
	MCH	30.2 pg	$27 \sim 34$ pg
	MCHC	334 g/L	$316 \sim 354$ g/L
	RDW-SD	49.9 fL	$35.1 \sim 46.3$ fL
	RDW-CV	15.2%	$11.5\% \sim 14.5\%$
	WBC	10.37×10^9/L	$(3.5 \sim 9.5) \times 10^9$/L
	PLT	81×10^9/L	$(125 \sim 350) \times 10^9$/L
分　类	中性粒细胞	26.0%（2.30×10^9/L）	$(1.8 \sim 6.3) \times 10^9$/L
	淋巴细胞	40.0%（4.15×10^9/L）	$(1.1 \sim 3.2) \times 10^9$/L
	单核细胞	2.0%（0.21×10^9/L）	$(0.1 \sim 0.6) \times 10^9$/L
	嗜酸性粒细胞	1.0%（0.10×10^9/L）	$(0.02 \sim 0.52) \times 10^9$/L
	嗜碱性粒细胞	0.0%（0.00×10^9/L）	$(0.00 \sim 0.06) \times 10^9$/L
	毛细胞	31.0%	—

表3-143 案例63患者血涂片表现

血涂片	结　果
RBC	数量和形态正常
WBC	毛细胞占31.0%
PLT	数量减少

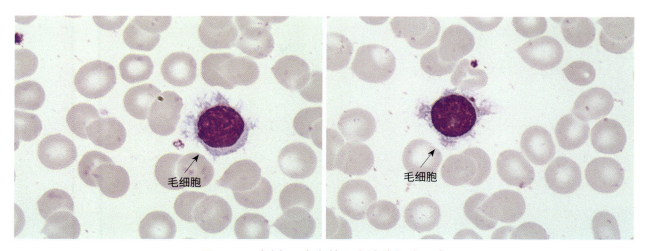

图3-47　案例63患者外周血涂片细胞形态

毛细胞

【问题】

1. 鉴别诊断是什么？

　　基于鉴别诊断的需要，应做表3-144中的检查。

表3-144　案例63患者补充检查项目

项　目	结　果
骨髓涂片	胞质有毛发样突起的淋巴细胞占63%；涂片中易见到涂抹细胞
骨髓流式细胞术	异常细胞占65%，其免疫表型为CD19+、CD103+、CD20+、CD11C+、FMC-7+、CD25−、Lambda+、cCD79a+

2. 您的最终报告中是否有进一步检查建议？如果有，做哪些检查？

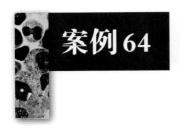

【病史】

80岁男性，反复发热、骨痛1月余，胸闷20天。血液学检验结果详见表3-145、表3-146，外周血涂片形态见图3-48。

表3-145 案例64患者血液分析仪数据及分类结果

参　数		检测结果	参考区间
血液分析仪	RBC	$2.63 \times 10^{12}/L$	$(4.3 \sim 5.8) \times 10^{12}/L$
	Hb	86.0 g/L	$130 \sim 175$ g/L
	HCT	26.00%	$40\% \sim 50\%$
	MCV	98.7 fL	$82 \sim 100$ fL
	MCH	32.8 pg	$27 \sim 34$ pg
	MCHC	331 g/L	$316 \sim 354$ g/L
	RDW-SD	48.7 fL	$35.1 \sim 46.3$ fL
	RDW-CV	13.4%	$11.5\% \sim 14.5\%$
	WBC	$5.30 \times 10^{9}/L$	$(3.5 \sim 9.5) \times 10^{9}/L$
	PLT	$111 \times 10^{9}/L$	$(125 \sim 350) \times 10^{9}/L$
分　类	中性粒细胞	75.0%（$3.98 \times 10^{9}/L$）	$(1.8 \sim 6.3) \times 10^{9}/L$
	淋巴细胞	7.0%（$0.37 \times 10^{9}/L$）	$(1.1 \sim 3.2) \times 10^{9}/L$
	单核细胞	9.0%（$0.48 \times 10^{9}/L$）	$(0.1 \sim 0.6) \times 10^{9}/L$
	嗜酸性粒细胞	1.0%（$0.05 \times 10^{9}/L$）	$(0.02 \sim 0.52) \times 10^{9}/L$
	嗜碱性粒细胞	0.0%（$0.00 \times 10^{9}/L$）	$(0.00 \sim 0.06) \times 10^{9}/L$
	淋巴瘤细胞	8.0%	—
	有核红细胞	2/100 WBC	—

表3-146 案例64患者血涂片表现

血涂片	结 果
RBC	大小不一
WBC	淋巴瘤细胞占8.0%
PLT	数量和形态正常

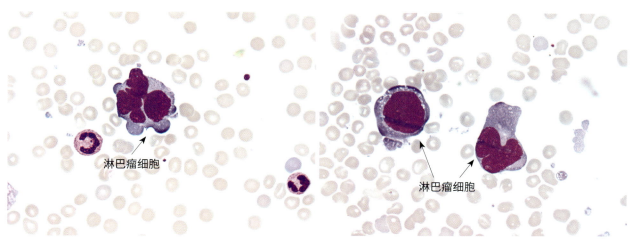

图3-48 案例64患者外周血涂片细胞形态

淋巴瘤细胞

【问题】

1.鉴别诊断是什么？

基于鉴别诊断的需要，应做表3-147中的检查。

表3-147 案例64患者补充检查项目

项 目	结 果
骨髓涂片	淋巴瘤细胞占56.0%，该类细胞胞体明显偏大，呈圆、椭圆或不规则形，胞质量丰富，呈蓝色，部分可见少量嗜天青颗粒，空泡较易见，多伴拖尾，胞核较大，呈圆、类圆或不规则形，双核、核分叶及核畸形较易见，核染色质较细致，部分胞核可见穿透性空泡，可见5～8个清晰核仁；可见少量噬血细胞
骨髓流式细胞术	单克隆B淋巴细胞约占细胞总数20.0%，其FS提示细胞体积较大，免疫表型为CD45+、CD19+、CD5+、CD23少 量+、CD20++、CD10+、FMC7−、CD22dim+、CD200−、CD79b+、CD103−、CD11c−、CD38+、HLA-DR+，胞膜Kappa轻链显示限制性表达，提示为异常的单克隆B细胞；未检测到明显CD38+、CD138+浆细胞
分子生物学检测	*MYD88*基因*L265P*突变

2.您的最终报告中是否有进一步检查建议？如果有，做哪些检查？

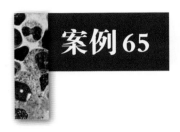

案例65

【病史】

71岁男性，腹部不适，骨痛，痰血。血液学检验结果详见表3-148、表3-149，外周血涂片形态见图3-49。

表3-148　案例65患者血液分析仪数据及分类结果

参　数		检测结果	参考区间
血液分析仪	RBC	$3.84 \times 10^{12}/L$	$(4.3 \sim 5.8) \times 10^{12}/L$
	Hb	103.0 g/L	130 ~ 175 g/L
	HCT	30.00%	40% ~ 50%
	MCV	78.2 fL	82 ~ 100 fL
	MCH	26.9 pg	27 ~ 34 pg
	MCHC	344 g/L	316 ~ 354 g/L
	RDW-SD	38.7 fL	35.1 ~ 46.3 fL
	RDW-CV	13.3%	11.5% ~ 14.5%
	WBC	$29.13 \times 10^9/L$	$(3.5 \sim 9.5) \times 10^9/L$
	PLT	$5 \times 10^9/L$	$(125 \sim 350) \times 10^9/L$
分　类	中性粒细胞	31.0%（$9.03 \times 10^9/L$）	$(1.8 \sim 6.3) \times 10^9/L$
	淋巴细胞	37.0%（$10.78 \times 10^9/L$）	$(1.1 \sim 3.2) \times 10^9/L$
	单核细胞	3.0%（$0.87 \times 10^9/L$）	$(0.1 \sim 0.6) \times 10^9/L$
	嗜酸性粒细胞	3.0%（$0.87 \times 10^9/L$）	$(0.02 \sim 0.52) \times 10^9/L$
	嗜碱性粒细胞	0.0%（$0.00 \times 10^9/L$）	$(0.00 \sim 0.06) \times 10^9/L$
	异常淋巴细胞	16.0%	—

表3-149　案例65患者血涂片表现

血涂片	结　果
RBC	轻度大小不一
WBC	异常淋巴细胞占16.0%
PLT	罕见

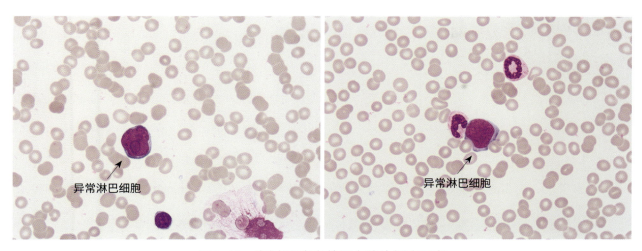

图3-49 案例65患者外周血涂片细胞形态

异常淋巴细胞

【问题】

1.鉴别诊断是什么?

基于鉴别诊断的需要,应做表3-150中的检查。

表3-150 案例65患者补充检查项目

项 目	结 果
骨髓活检	弥漫大B细胞淋巴瘤累犯。肿瘤细胞C20+、PAX-5+、CD10−、Bcl-6/Bcl-2/MUM1/MYC/P53(欠满意)、cyclinD1−、CD21−、CD23−、CD3−、CD5−、CD43−、CD99−、TdT−、Ki-67+(约90%)
外周血流式细胞术	CD45+CD19briCD20部分+CD5−CD10−的异常B淋巴细胞约占21.5%,胸膜Kappa−,胞膜Lambda−,胞质cKappa−,胞质cLamda−;另可见CD45+CD19+CD20+CD5部分+CD10−的异常B淋巴细胞约占30.2%,胸膜Kappa部分+(24.0%),胸膜Lambda−,胞质cKappa部分+(20.6%),胞质Lambda−
分子生物学检测	NRAS、TET2突变
细胞遗传学检测	IGH/MYC融合基因阳性;t(8;14)(q24.1;q32)

2.您的最终报告中是否有进一步检查建议?如果有,做哪些检查?

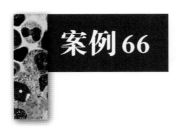

案例66

【病史】

84岁男性，胃部不适。血液学检验结果详见表3-151、表3-152，外周血涂片形态见图3-50。

表3-151　案例66患者血液分析仪数据及分类结果

	参　数	检测结果	参考区间
血液分析仪	RBC	$3.52 \times 10^{12}/L$	$(4.3 \sim 5.8) \times 10^{12}/L$
	Hb	107.0 g/L	130 ～ 175 g/L
	HCT	33.4%	40% ～ 50%
	MCV	94.8 fL	82 ～ 100 fL
	MCH	30.4 pg	27 ～ 34 pg
	MCHC	320 g/L	316 ～ 354 g/L
	RDW-SD	48.9 fL	35.1 ～ 46.3 fL
	RDW-CV	14.0%	11.5% ～ 14.5%
	WBC	$27.48 \times 10^9/L$	$(3.5 \sim 9.5) \times 10^9/L$
	PLT	$328 \times 10^9/L$	$(125 \sim 350) \times 10^9/L$
分　类	中性粒细胞	17.0%（$4.67 \times 10^9/L$）	$(1.8 \sim 6.3) \times 10^9/L$
	淋巴细胞	6.0%（$1.65 \times 10^9/L$）	$(1.1 \sim 3.2) \times 10^9/L$
	单核细胞	4.0%（$1.10 \times 10^9/L$）	$(0.1 \sim 0.6) \times 10^9/L$
	嗜酸性粒细胞	0.0%（$0.00 \times 10^9/L$）	$(0.02 \sim 0.52) \times 10^9/L$
	嗜碱性粒细胞	0.0%（$0.00 \times 10^9/L$）	$(0.00 \sim 0.06) \times 10^9/L$
	原始细胞、幼稚细胞	73.0%	—

表3-152　案例66患者血涂片表现

血涂片	结　果
RBC	轻度大小不一
WBC	原始细胞、幼稚细胞占73.0%
PLT	数量和形态正常

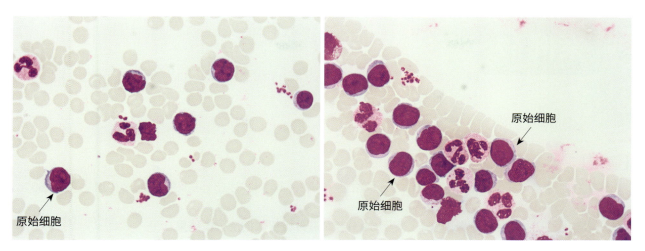

图3-50　案例66患者外周血涂片细胞形态

原始细胞

【问题】

1. 鉴别诊断是什么？

基于鉴别诊断的需要，应做表3-153中的检查。

表3-153　案例66患者补充检查项目

项 目	结 果
骨髓涂片	淋巴瘤细胞浸润，其比例占34%，该类细胞胞体中等大小，呈圆、类圆形，胞质量中等，呈灰蓝色，部分边缘有小突起，胞核大部分可见扭曲、折叠、凹陷、切迹，核染色质较细致，部分可见清晰核仁
骨髓流式细胞术	异常T细胞占44.8%，其免疫表型为CD45+、CD3+、CD4+、CD8少量+、CD57−、CD56−、CD2+、CD5++、CD7++、TCRαβ+、TCRγδ−、TRBC1+（97.6%）、CD30−、CD25+

2. 您的最终报告中是否有进一步检查建议？如果有，做哪些检查？

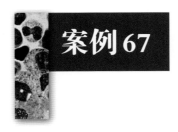

案例67

【病史】

72岁男性，结肠多发息肉。血液学检验结果详见表3-154、表3-155，外周血涂片形态见图3-51。

表3-154 案例67患者血液分析仪数据及分类结果

参 数		检测结果	参考区间
血液分析仪	RBC	3.72×10^{12}/L	$(4.3 \sim 5.8) \times 10^{12}$/L
	Hb	111.0 g/L	130 ~ 175 g/L
	HCT	33.7%	40% ~ 50%
	MCV	90.5 fL	82 ~ 100 fL
	MCH	29.8 pg	27 ~ 34 pg
	MCHC	329 g/L	316 ~ 354 g/L
	RDW-SD	44.2 fL	35.1 ~ 46.3 fL
	RDW-CV	13.4%	11.5% ~ 14.5%
	WBC	31.17×10^9/L	$(3.5 \sim 9.5) \times 10^9$/L
	PLT	110×10^9/L	$(125 \sim 350) \times 10^9$/L
分 类	中性粒细胞	12.0%（3.14×10^9/L）	$(1.8 \sim 6.3) \times 10^9$/L
	淋巴细胞	33.0%（10.29×10^9/L）	$(1.1 \sim 3.2) \times 10^9$/L
	单核细胞	4.0%（1.25×10^9/L）	$(0.1 \sim 0.6) \times 10^9$/L
	嗜酸性粒细胞	0.0%（0.00×10^9/L）	$(0.02 \sim 0.52) \times 10^9$/L
	嗜碱性粒细胞	1.0%（0.31×10^9/L）	$(0.00 \sim 0.06) \times 10^9$/L
	异常淋巴细胞	50.0%	—

表3-155 案例67患者血涂片表现

血涂片	结 果
RBC	轻度大小不一
WBC	异常淋巴细胞占50.0%
PLT	数量和形态正常

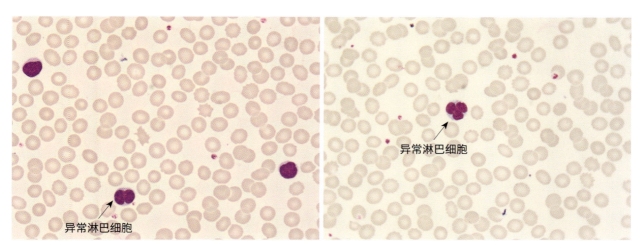

图3-51　案例67患者外周血涂片细胞形态

异常淋巴细胞

【问题】

1. 鉴别诊断是什么？

基于鉴别诊断的需要，应做表3-156中的检查。

表3-156　案例67患者补充检查项目

项　目	结　果
骨髓涂片	淋巴细胞占69%，该类细胞为分化较好的小淋巴细胞，绝大部分胞核可见扭曲、折叠，核染色质呈浓染致密，偶见核仁印迹
骨髓流式细胞术	淋巴细胞占68.3%，其免疫表型为CD45+、CD3+、CD4+、CD8−、CD7dim+、HLA-DR+、CD57−、CD56−、CD2+、CD5+、CD16−、CD30−、CD26−、CD10−、CD25−、TCRαβ+、TCRγδ−、TRBC1+（98.5%）、CD38−

2. 您的最终报告中是否有进一步检查建议？如果有，做哪些检查？

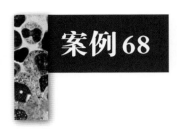

【病史】

67岁女性，糜烂性胃炎。血液学检验结果详见表3-157、表3-158，外周血涂片形态见图3-52。

表3-157　案例68患者血液分析仪数据及分类结果

参　数		检测结果	参考区间
血液分析仪	RBC	4.5×10^{12}/L	$(3.8 \sim 5.1) \times 10^{12}$/L
	Hb	124.0 g/L	$115 \sim 150$ g/L
	HCT	38.4%	$35\% \sim 45\%$
	MCV	85.3 fL	$82 \sim 100$ fL
	MCH	27.6 pg	$27 \sim 34$ pg
	MCHC	324 g/L	$316 \sim 354$ g/L
	RDW-SD	40.7 fL	$35.1 \sim 46.3$ fL
	RDW-CV	13.1%	$11.5\% \sim 14.5\%$
	WBC	27.00×10^{9}/L	$(3.5 \sim 9.5) \times 10^{9}$/L
	PLT	275×10^{9}/L	$(125 \sim 350) \times 10^{9}$/L
分　类	中性粒细胞	17.0%（0.34×10^{9}/L）	$(1.8 \sim 6.3) \times 10^{9}$/L
	淋巴细胞	79.0%（21.33×10^{9}/L）	$(1.1 \sim 3.2) \times 10^{9}$/L
	单核细胞	1.0%（0.27×10^{9}/L）	$(0.1 \sim 0.6) \times 10^{9}$/L
	嗜酸性粒细胞	2.0%（0.54×10^{9}/L）	$(0.02 \sim 0.52) \times 10^{9}$/L
	嗜碱性粒细胞	1.0%（0.27×10^{9}/L）	$(0.00 \sim 0.06) \times 10^{9}$/L

表3-158　案例68患者血涂片表现

血涂片	结　果
RBC	数量和形态正常
WBC	50%淋巴细胞颗粒增多
PLT	数量和形态正常

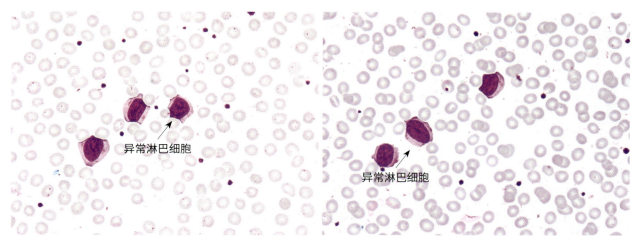

图3-52　案例68患者外周血涂片细胞形态

异常淋巴细胞

【问题】

1.鉴别诊断是什么？

基于鉴别诊断的需要，应做表3-159中的检查。

表3-159　案例68患者补充检查项目

项　目	结　果
外周血流式细胞术	异常B淋巴细胞占56.8%，其FS较小，免疫表型为CD45+、CD5部分+、CD10−、CD19+、CD20+、CD23少数+、CD38−、CD79b+、HLA-DR+、FMC7+、CD103−、CD11c−，胞膜免疫球蛋白Kappa轻链限制性表达

2.您的最终报告中是否有进一步检查建议？如果有，做哪些检查？

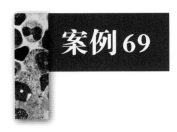

案例69

【病史】

66岁男性，胸痛、腹痛。血液学检验结果详见表3-160、表3-162，外周血涂片形态见图3-53。

表3-160　案例69患者血液分析仪数据及分类结果

	参　数	检测结果	参考区间
血液分析仪	RBC	$3.58 \times 10^{12}/L$	$(4.3 \sim 5.8) \times 10^{12}/L$
	Hb	154.0 g/L	130 ~ 175 g/L
	HCT	45.9%	40% ~ 50%
	MCV	85.2 fL	82 ~ 100 fL
	MCH	28.6 pg	27 ~ 34 pg
	MCHC	335 g/L	316 ~ 354 g/L
	RDW-SD	42.0 fL	35.1 ~ 46.3 fL
	RDW-CV	13.6%	11.5% ~ 14.5%
	WBC	$4.83 \times 10^9/L$	$(3.5 \sim 9.5) \times 10^9/L$
	PLT	$69 \times 10^9/L$	$(125 \sim 350) \times 10^9/L$
分　类	中性粒细胞	23.0%（$1.11 \times 10^9/L$）	$(1.8 \sim 6.3) \times 10^9/L$
	淋巴细胞	63.0%（$3.04 \times 10^9/L$）	$(1.1 \sim 3.2) \times 10^9/L$
	单核细胞	3.0%（$0.14 \times 10^9/L$）	$(0.1 \sim 0.6) \times 10^9/L$
	嗜酸性粒细胞	2.0%（$0.10 \times 10^9/L$）	$(0.02 \sim 0.52) \times 10^9/L$
	嗜碱性粒细胞	2.0%（$0.10 \times 10^9/L$）	$(0.00 \sim 0.06) \times 10^9/L$
	异常淋巴细胞	7.0%	—
	有核红细胞	2/100 WBC	—

表3-161　案例69患者血涂片表现

血涂片	结　果
RBC	数量和形态正常
WBC	异常淋巴细胞占7.0%；部分异常细胞隐约可见核仁
PLT	数量减少

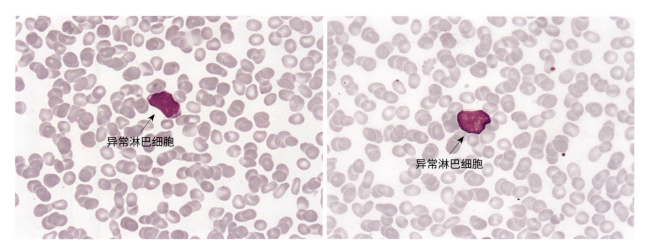

图3-53 案例69患者外周血涂片细胞形态

异常淋巴细胞

【问题】

1.鉴别诊断是什么？

基于鉴别诊断的需要，应做表3-162中的检查。

表3-162 案例69患者补充检查项目

项 目	结 果
骨髓涂片	原始淋巴细胞、幼稚淋巴细胞占88%，该类细胞胞体大小不一，呈圆、椭圆或不规则形，胞质量少，呈淡蓝色，部分有伪足样突起，胞核呈圆、类圆形，可见扭曲、折叠、凹陷有切迹，核染色质细致，部分可见1～2个核仁
骨髓流式细胞术	CD45dim+CD19+CD20+的异常B淋巴细胞约占80%，其免疫表型为CD45dim+、CD19+、CD20+、CD5−、CD10+、CD22+、CD200+、FMC7+、CD23−、CD79b−、CD103−、CD11c−、CD38+、HLA-DR部分+、CD34−、TdT−，且胞膜Kappa/Lambda、胞质cKappa/cLambda均阳性
分子生物学检测	*FLT3*、*SETD2*突变
细胞遗传学检测	add（10）（q22）

2.您的最终报告中是否有进一步检查建议？如果有，做哪些检查？

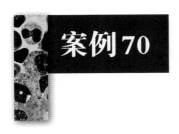

【病史】

　　77岁男性，右上肢体无力。血液学检验结果详见表3-163、表3-164，外周血涂片形态见图3-54。

表3-163　案例70患者血液分析仪数据及分类结果

参　数		检测结果	参考区间
血液分析仪	RBC	3.28×10^{12}/L	$(4.3 \sim 5.8) \times 10^{12}$/L
	Hb	110.0 g/L	$130 \sim 175$ g/L
	HCT	32.7%	$40\% \sim 50\%$
	MCV	99.7 fL	$82 \sim 100$ fL
	MCH	33.6 pg	$27 \sim 34$ pg
	MCHC	336 g/L	$316 \sim 354$ g/L
	RDW-SD	47.6 fL	$35.1 \sim 46.3$ fL
	RDW-CV	13.0%	$11.5\% \sim 14.5\%$
	WBC	14.67×10^9/L	$(3.5 \sim 9.5) \times 10^9$/L
	PLT	48×10^9/L	$(125 \sim 350) \times 10^9$/L
分　类	中性粒细胞	31.0%（4.55×10^9/L）	$(1.8 \sim 6.3) \times 10^9$/L
	淋巴细胞	31.0%（4.55×10^9/L）	$(1.1 \sim 3.2) \times 10^9$/L
	单核细胞	7.0%（1.03×10^9/L）	$(0.1 \sim 0.6) \times 10^9$/L
	嗜酸性粒细胞	3.0%（0.44×10^9/L）	$(0.02 \sim 0.52) \times 10^9$/L
	嗜碱性粒细胞	1.0%（0.15×10^9/L）	$(0.00 \sim 0.06) \times 10^9$/L
	中性中幼粒细胞	4.0%	—
	原始细胞、幼稚细胞	23.0%	—
	有核红细胞	2/100 WBC	—

表3-164　案例70患者血涂片表现

血涂片	结　果
RBC	轻度大小不一
WBC	原始细胞、幼稚细胞占23.0%
PLT	数量减少

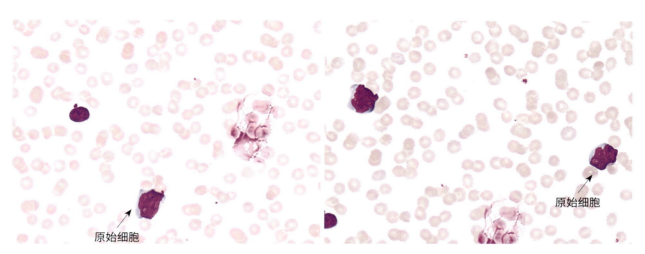

图3-54　案例70患者外周血涂片细胞形态

原始细胞

【问题】

1.鉴别诊断是什么？

　　基于鉴别诊断的需要，应做表3-165中的检查。

表3-165　案例70患者补充检查项目

项　目	结　果
骨髓涂片	淋巴瘤细胞占73%，该类细胞胞体中等偏大，呈圆或类圆形，胞质量少、呈灰蓝色，部分可见少量嗜天青颗粒及空泡出现，胞核呈圆、类圆形，部分可见扭曲、折叠、凹陷及切迹，偶可见双核，核染色质细致致密，部分隐约可见1～3个核仁
骨髓POX	淋巴瘤细胞：阴性；中性粒细胞：（+++）～（++++）
骨髓PAS	淋巴瘤细胞：阴性；中性粒细胞：粗颗粒状（+++）～（++++）
骨髓流式细胞术	异常B细胞占68.8%，其免疫表型为CD45dim+、CD19+、CD5-、CD10+、CD34-、HLA-DR+、CD20+、CD38+、CD79b+、IgM+、胞质IgM+、胞质CD22部分+、胞质TDT-、CD33-、CD117-、CD13-、CD15-，胞膜Lambda轻链显示限制性表达
细胞遗传学检测	t（8；14）（q24.2；q32）

2.您的最终报告中是否有进一步检查建议？如果有，做哪些检查？

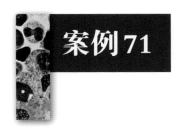

案例71

【病史】

70岁男性，无明显诱因下出现腹泻。血液学检验结果详见表3-166、表3-167，外周血涂片形态见图3-55。

表3-166　案例71患者血液分析仪数据及分类结果

参　　数		检测结果	参考区间
血液分析仪	RBC	$2.87 \times 10^{12}/L$	$(4.3 \sim 5.8) \times 10^{12}/L$
	Hb	95.0 g/L	$130 \sim 175$ g/L
	HCT	27.7%	$40\% \sim 50\%$
	MCV	96.7 fL	$82 \sim 100$ fL
	MCH	33.0 pg	$27 \sim 34$ pg
	MCHC	342 g/L	$316 \sim 354$ g/L
	RDW-SD	59.1 fL	$35.1 \sim 46.3$ fL
	RDW-CV	16.4%	$11.5\% \sim 14.5\%$
	WBC	$58.05 \times 10^{9}/L$	$(3.5 \sim 9.5) \times 10^{9}/L$
	PLT	$56 \times 10^{9}/L$	$(125 \sim 350) \times 10^{9}/L$
分　　类	中性粒细胞	1.0%（$0.58 \times 10^{9}/L$）	$(1.8 \sim 6.3) \times 10^{9}/L$
	淋巴细胞	99.0%（$57.50 \times 10^{9}/L$）	$(1.1 \sim 3.2) \times 10^{9}/L$
	单核细胞	0.0%（$1.08 \times 10^{9}/L$）	$(0.1 \sim 0.6) \times 10^{9}/L$
	嗜酸性粒细胞	0.0%（$0.00 \times 10^{9}/L$）	$(0.02 \sim 0.52) \times 10^{9}/L$
	嗜碱性粒细胞	0.0%（$0.00 \times 10^{9}/L$）	$(0.00 \sim 0.06) \times 10^{9}/L$

表3-167　案例71患者血涂片表现

血涂片	结　　果
RBC	轻度大小不一
WBC	淋巴细胞比例明显增高，偶见异常淋巴细胞
PLT	数量减少

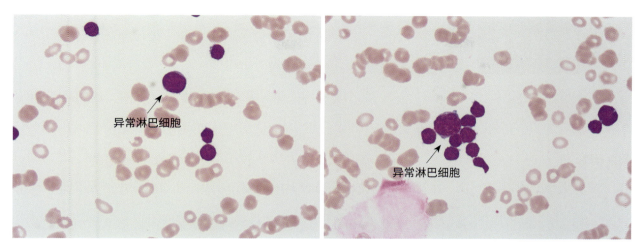

图3-55 案例71患者外周血涂片细胞形态
异常淋巴细胞

【问题】

1.鉴别诊断是什么？

　　基于鉴别诊断的需要，应做表3-168中的检查。

表3-168 案例71患者补充检查项目

项 目	结 果
骨髓涂片	淋巴细胞占99.0%，大部分为分化较好的小淋巴细胞，原始淋巴细胞、幼稚淋巴细胞占10.0%
骨髓流式细胞术	单克隆B淋巴细胞约占92.8%，其免疫表型为CD45+、CD19+、CD20+，CD5-、CD10-、CD22+、CD103-、CD200-、CD38-、FMC7+、CD23-、CD79b+，胞膜Kappa轻链显示限制性表达
细胞遗传学检测	t（11；14）易位形成的*CCND1/IGH*融合基因；*P53(17p13.1)* 基因缺失

2.您的最终报告中是否有进一步检查建议？如果有，做哪些检查？

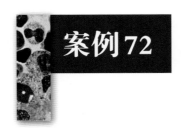

案例72

【病史】

71岁男性，胸闷、气急。血液学检验结果详见表3-169、表3-170，外周血涂片形态见图3-56。

表3-169　案例72患者血液分析仪数据及分类结果

参　数		检测结果	参考区间
血液分析仪	RBC	2.82×10^{12}/L	$(4.3 \sim 5.8) \times 10^{12}$/L
	Hb	79.0 g/L	$130 \sim 175$ g/L
	HCT	25.6%	$40\% \sim 50\%$
	MCV	90.8 fL	$82 \sim 100$ fL
	MCH	28.0 pg	$27 \sim 34$ pg
	MCHC	308 g/L	$316 \sim 354$ g/L
	RDW-SD	56.6 fL	$35.1 \sim 46.3$ fL
	RDW-CV	17.4%	$11.5\% \sim 14.5\%$
	WBC	31.30×10^9/L	$(3.5 \sim 9.5) \times 10^9$/L
	PLT	84×10^9/L	$(125 \sim 350) \times 10^9$/L
分　类	中性粒细胞	49.7%（15.56×10^9/L）	$(1.8 \sim 6.3) \times 10^9$/L
	淋巴细胞	43.4%（13.58×10^9/L）	$(1.1 \sim 3.2) \times 10^9$/L
	单核细胞	4.8%（1.50×10^9/L）	$(0.1 \sim 0.6) \times 10^9$/L
	嗜酸性粒细胞	1.6%（0.50×10^9/L）	$(0.02 \sim 0.52) \times 10^9$/L
	嗜碱性粒细胞	0.5%（0.16×10^9/L）	$(0.00 \sim 0.06) \times 10^9$/L

表3-170　案例72患者血涂片表现

血涂片	结　果
RBC	大小不一
WBC	淋巴细胞比例增高，部分胞质边缘可见短绒毛
PLT	数量减少

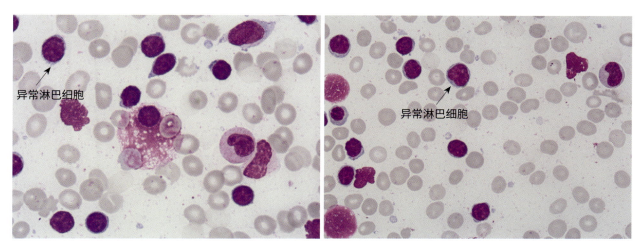

图3-56　案例72患者外周血涂片细胞形态

异常淋巴细胞

【问题】

1.鉴别诊断是什么？

　　基于鉴别诊断的需要，应做表3-171中的检查。

表3-171　案例72患者补充检查项目

项　目	结　果
骨髓涂片	淋巴细胞占76.5%，绝大部分为分化较好的小淋巴细胞，可见4.5%幼稚样淋巴细胞，胞体中等偏小，部分胞质有绒毛样突起，核染色质较细致，偶见核仁
骨髓流式细胞术	异常B淋巴细胞明显增多占78.9%，其免疫表型为CD19+、CD5-、CD23-、CD20+、CD10-、FMC7+、CD22+、CD200+、CD79b-，胞膜免疫球蛋白Kappa轻链限制性表达

2.您的最终报告中是否有进一步检查建议？如果有，做哪些检查？

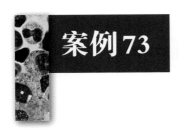

案例73

【病史】

61岁男性，头晕、乏力伴低热。血液学检验结果详见表3-172、表3-173，外周血涂片形态见图3-57。

表3-172 案例73患者血液分析仪数据及分类结果

参 数		检测结果	参考区间
血液分析仪	RBC	$3.96 \times 10^{12}/L$	$(4.3 \sim 5.8) \times 10^{12}/L$
	Hb	107.0 g/L	130 ～ 175 g/L
	HCT	33.5%	40% ～ 50%
	MCV	84.8 fL	82 ～ 100 fL
	MCH	27.1 pg	27 ～ 34 pg
	MCHC	320 g/L	316 ～ 354 g/L
	RDW-SD	46.4 fL	35.1 ～ 46.3 fL
	RDW-CV	15.5%	11.5% ～ 14.5%
	WBC	$3.67 \times 10^9/L$	$(3.5 \sim 9.5) \times 10^9/L$
	PLT	$213 \times 10^9/L$	$(125 \sim 350) \times 10^9/L$
分 类	中性粒细胞	57.0%（$2.09 \times 10^9/L$）	$(1.8 \sim 6.3) \times 10^9/L$
	淋巴细胞	22.0%（$0.81 \times 10^9/L$）	$(1.1 \sim 3.2) \times 10^9/L$
	单核细胞	16.0%（$0.59 \times 10^9/L$）	$(0.1 \sim 0.6) \times 10^9/L$
	嗜酸性粒细胞	0.0%（$0.00 \times 10^9/L$）	$(0.02 \sim 0.52) \times 10^9/L$
	嗜碱性粒细胞	1.0%（$0.04 \times 10^9/L$）	$(0.00 \sim 0.06) \times 10^9/L$
	浆样淋巴细胞	4.0%	—

表3-173 案例73患者血涂片表现

血涂片	结 果
RBC	大小不一；红细胞缗钱状排列
WBC	浆样淋巴细胞占4.0%
PLT	数量和形态正常

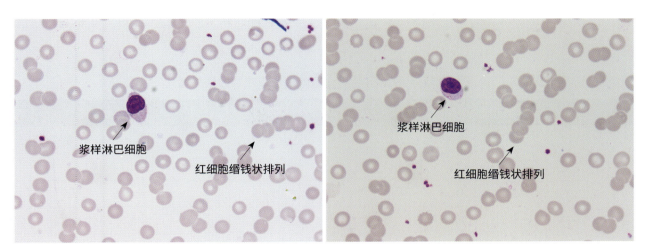

图3-57 案例73患者外周血涂片细胞形态

浆样淋巴细胞、红细胞缗钱状排列

【问题】

1.鉴别诊断是什么？

基于鉴别诊断的需要，应做表3-174中的检查。

表3-174 案例73患者补充检查项目

项 目	结 果
骨髓涂片	浆样淋巴细胞占6.0%，部分淋巴细胞胞质边缘可见短绒样突起
骨髓流式细胞术	单克隆B淋巴细胞占11.1%，其免疫表型为CD19+、CD20+、CD5-、CD10-、FMC7+、CD23少量+、CD79b+、CD22dim+、SIgM部分+、胞内Kappa轻链显示限制性表达，提示为异常的单克隆B细胞；见约1.0%浆细胞，其免疫表型为CD38++、CD138+、CD19+、CD56-、CD20-，伴胞内免疫球蛋白Kappa轻链限制性表达
分子生物学检测	*MYD88*基因*L265*突变

2.您的最终报告中是否有进一步检查建议？如果有，做哪些检查？

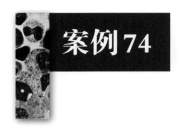

案例74

【病史】

87岁男性，头晕、乏力，逐渐加重。血液学检验结果详见表3-175、表3-176，外周血涂片形态见图3-58。

表3-175　案例74患者血液分析仪数据及分类结果

参　数		检测结果	参考区间
血液分析仪	RBC	3.78×10^{12}/L	$(4.3 \sim 5.8) \times 10^{12}$/L
	Hb	126.0 g/L	$130 \sim 175$ g/L
	HCT	37.5%	$40\% \sim 50\%$
	MCV	99.2 fL	$82 \sim 100$ fL
	MCH	33.4 pg	$27 \sim 34$ pg
	MCHC	336 g/L	$316 \sim 354$ g/L
	RDW-SD	48.1 fL	$35.1 \sim 46.3$ fL
	RDW-CV	13.2%	$11.5\% \sim 14.5\%$
	WBC	4.26×10^9/L	$(3.5 \sim 9.5) \times 10^9$/L
	PLT	171×10^9/L	$(125 \sim 350) \times 10^9$/L
分　类	中性粒细胞	37.1%（1.57×10^9/L）	$(1.8 \sim 6.3) \times 10^9$/L
	淋巴细胞	54.1%（2.30×10^9/L）	$(1.1 \sim 3.2) \times 10^9$/L
	单核细胞	6.5%（0.28×10^9/L）	$(0.1 \sim 0.6) \times 10^9$/L
	嗜酸性粒细胞	0.9%（0.04×10^9/L）	$(0.02 \sim 0.52) \times 10^9$/L
	嗜碱性粒细胞	0.4%（0.02×10^9/L）	$(0.00 \sim 0.06) \times 10^9$/L
	浆样淋巴细胞	1.0%	—

表3-176 案例74患者血涂片表现

血涂片	结 果
RBC	红细胞缗钱状排列
WBC	偶见浆样淋巴细胞
PLT	数量和形态正常

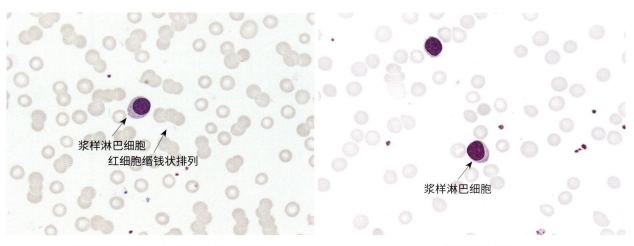

A.浆样淋巴细胞、红细胞缗钱状排列   B.浆样淋巴细胞

图3-58 案例74患者外周血涂片细胞形态

【问题】

1.鉴别诊断是什么？

基于鉴别诊断的需要，应做表3-177中的检查。

表3-177 案例74患者补充检查项目

项 目	结 果
骨髓涂片	淋巴细胞占29.5%，部分淋巴可见胞质内颗粒增多，边缘呈毛刺样小突起，浆细胞样淋巴细胞占5%，浆细胞占3.5%
骨髓流式细胞术	单克隆B淋巴细胞占3.5%，其免疫表型为CD45+、CD19dim+、CD5-、CD23部分+、CD20+、CD10-、FMC7-、CD79b+、CD103-、CD11c-、胞膜Kappa轻链显示限制性表达，提示为异常的单克隆B细胞；另可见0.5%的浆细胞，其免疫表型为CD45+、CD38++、CD138+、CD19-、CD56-、CD20-、CD117-，伴胞内免疫球蛋白Kappa轻链限制性表达，提示为单克隆浆细胞
分子生物学检测	*MYD88*基因*L265P*突变

2.您的最终报告中是否有进一步检查建议？如果有，做哪些检查？

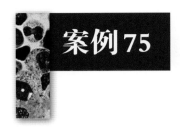

案例75

【病史】

69岁女性，腰背痛。血液学检验结果详见表3-178、表3-179，外周血涂片形态见图3-59。

表3-178 案例75患者血液分析仪数据及分类结果

参 数		检测结果	参考区间
血液分析仪	RBC	1.81×10^{12}/L	$(3.8 \sim 5.1) \times 10^{12}$/L
	Hb	58.0 g/L	115 ~ 150 g/L
	HCT	18.1%	35% ~ 45%
	MCV	99.6 fL	82 ~ 100 fL
	MCH	31.9 pg	27 ~ 34 pg
	MCHC	320 g/L	316 ~ 354 g/L
	RDW-SD	52.9 fL	35.1 ~ 46.3 fL
	RDW-CV	14.9%	11.5% ~ 14.5%
	WBC	3.10×10^9/L	$(3.5 \sim 9.5) \times 10^9$/L
	PLT	29×10^9/L	$(125 \sim 350) \times 10^9$/L
分 类	中性粒细胞	47.6%（1.49×10^9/L）	$(1.8 \sim 6.3) \times 10^9$/L
	淋巴细胞	43.3%（1.34×10^9/L）	$(1.1 \sim 3.2) \times 10^9$/L
	单核细胞	8.5%（0.26×10^9/L）	$(0.1 \sim 0.6) \times 10^9$/L
	嗜酸性粒细胞	0.4%（0.01×10^9/L）	$(0.02 \sim 0.52) \times 10^9$/L
	嗜碱性粒细胞	0.2%（0.00×10^9/L）	$(0.00 \sim 0.06) \times 10^9$/L

表3-179 案例75患者血涂片表现

血涂片	结 果
RBC	大小不一；红细胞缗钱状排列明显易见
WBC	偶见异型淋巴细胞
PLT	数量明显减少

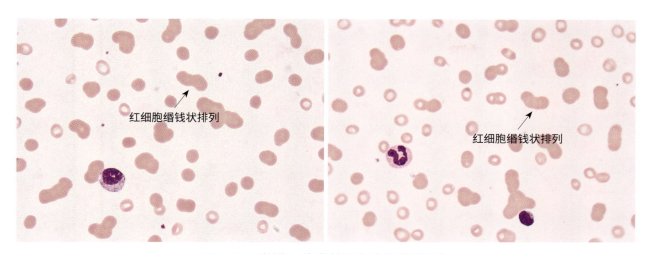

图3-59　案例75患者外周血涂片细胞形态

红细胞缗钱状排列

【问题】

1. 鉴别诊断是什么？

基于鉴别诊断的需要，应做表3-180中的检查。

表3-180　案例75患者补充检查项目

项　目	结　果
骨髓涂片	异常浆细胞占41.5%，其中原、幼浆细胞占32.0%，该类细胞中等偏大，呈圆、椭圆形，胞质量较丰富，呈蓝紫色，部分伴有泡沫感，部分胞质边缘呈毛刺样突起，胞核呈圆、类圆形，常偏于一侧，核染色质部分聚集呈块状，可见核旁淡染区，部分隐约可见1～2个核仁
骨髓流式细胞术	浆细胞占29.3%，其免疫表型为CD45−、CD38++、CD138+、CD19−、CD56少量+、CD20−，伴胞内免疫球蛋白Lambda轻链限制性表达，提示为单克隆浆细胞
细胞遗传学检测	*CKS1B(1q21)* 突变

2. 您的最终报告中是否有进一步检查建议？如果有，做哪些检查？

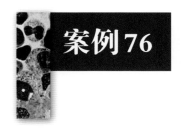

案例76

【病史】

79岁男性，头晕，泡沫尿。血液学检验结果详见表3-181、表3-182，外周血涂片形态见图3-60。

表3-181　案例76患者血液分析仪数据及分类结果

参 数		检测结果	参考区间
血液分析仪	RBC	1.27×10^{12}/L	$(4.3 \sim 5.8) \times 10^{12}$/L
	Hb	40.0 g/L	130 ~ 175 g/L
	HCT	12.6%	40% ~ 50%
	MCV	99.8 fL	82 ~ 100 fL
	MCH	30.8 pg	27 ~ 34 pg
	MCHC	309 g/L	316 ~ 354 g/L
	RDW-SD	65.9 fL	35.1 ~ 46.3 fL
	RDW-CV	18.3%	11.5% ~ 14.5%
	WBC	2.26×10^9/L	$(3.5 \sim 9.5) \times 10^9$/L
	PLT	61×10^9/L	$(125 \sim 350) \times 10^9$/L
分 类	中性粒细胞	46.4%（1.05×10^9/L）	$(1.8 \sim 6.3) \times 10^9$/L
	淋巴细胞	47.8%（1.08×10^9/L）	$(1.1 \sim 3.2) \times 10^9$/L
	单核细胞	4.6%（0.10×10^9/L）	$(0.1 \sim 0.6) \times 10^9$/L
	嗜酸性粒细胞	0.1%（0.00×10^9/L）	$(0.02 \sim 0.52) \times 10^9$/L
	嗜碱性粒细胞	0.1%（0.00×10^9/L）	$(0.00 \sim 0.06) \times 10^9$/L
	浆细胞	1.0%	—

表3-182　案例76患者血涂片表现

血涂片	结 果
RBC	红细胞缗钱状排列，偶见有核红细胞
WBC	偶见浆细胞
PLT	数量减少

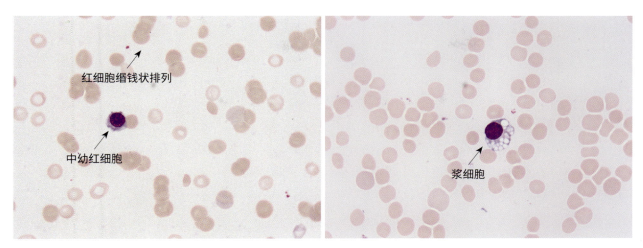

A.红细胞缗钱状排列、中幼红细胞　　　　　　　　B.浆细胞

图3-60　案例76患者外周血涂片细胞形态

【问题】

1.鉴别诊断是什么？

　　基于鉴别诊断的需要，应做表3-183中的检查。

表3-183　案例76患者补充检查项目

项　目	结　果
骨髓涂片	异常浆细胞占61.0%，其中原、幼浆细胞占6.0%，胞质呈灰蓝色，胞核较大呈圆形，核染色质细致，部分可见核旁淡染区，部分隐约可见核仁。另外55.0%的异常浆细胞形似吞噬性组织细胞样浆细胞，大部分胞质边界不清，量丰富，浆内充满大量泡沫状空泡，胞核被挤压至一侧，较小，呈圆形，部分呈车轮状，核染色质致密
骨髓流式细胞术	浆细胞占59.0%，其免疫表型为CD45dim+、CD38+、CD138+、CD56+、CD19−、CD20部分+，伴胞内免疫球蛋白Kappa轻链限制性表达，提示为单克隆浆细胞
细胞遗传学检测	*IGH*基因分离重排；t（11；14）易位形成的*IGH/CCND1*融合基因

2.您的最终报告中是否有进一步检查建议？如果有，做哪些检查？

第四章　血小板案例

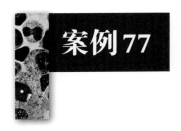

案例77

【病史】

73岁男性，左眼视物模糊、左侧肢体乏力。血液学检验结果详见表4-1、表4-2，外周血涂片形态见图4-1。

表4-1 案例77患者血液分析仪数据及分类结果

参　数		检测结果	参考区间
血液分析仪	RBC	$3.88 \times 10^{12}/L$	$(4.3 \sim 5.8) \times 10^{12}/L$
	Hb	110.0 g/L	130 ～ 175 g/L
	HCT	33.2%	40% ～ 50%
	MCV	85.5 fL	82 ～ 100 fL
	MCH	28.3 pg	27 ～ 34 pg
	MCHC	330 g/L	316 ～ 354 g/L
	RDW-SD	61.0 fL	35.1 ～ 46.3 fL
	RDW-CV	19.7%	11.5% ～ 14.5%
	WBC	$9.16 \times 10^9/L$	$(3.5 \sim 9.5) \times 10^9/L$
	PLT	$898 \times 10^9/L$	$(125 \sim 350) \times 10^9/L$
分　类	中性粒细胞	78.2%（$7.16 \times 10^9/L$）	$(1.8 \sim 6.3) \times 10^9/L$
	淋巴细胞	9.3%（$0.86 \times 10^9/L$）	$(1.1 \sim 3.2) \times 10^9/L$
	单核细胞	6.9%（$0.63 \times 10^9/L$）	$(0.1 \sim 0.6) \times 10^9/L$
	嗜酸性粒细胞	2.0%（$0.18 \times 10^9/L$）	$(0.02 \sim 0.52) \times 10^9/L$
	嗜碱性粒细胞	3.6%（$0.18 \times 10^9/L$）	$(0.00 \sim 0.06) \times 10^9/L$

表4-2 案例77患者血涂片表现

血涂片	结　果
RBC	轻度大小不一
WBC	数量和形态正常
PLT	数量明显增多

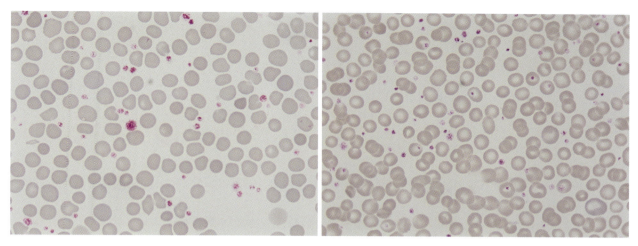

图4-1 案例77患者外周血涂片细胞形态

血小板数量明显增多

【问题】

1.鉴别诊断是什么？

基于鉴别诊断的需要，应做表4-3中的检查。

表4-3 案例77患者补充检查项目

项 目	结 果
骨髓活检	骨髓增生活跃，巨核细胞胞体明显增大，胞质丰富，核分叶增多且核切迹深
分子生物学检测	*CALR* 突变；*JAK2 V617F* 阴性

2.您的最终报告中是否有进一步检查建议？如果有，做哪些检查？

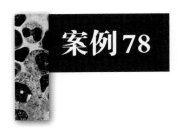

案例78

【病史】

91岁女性，纳差伴乏力。血液学检验结果详见表4-4、表4-5，外周血涂片形态见图4-2。

表4-4 案例78患者血液分析仪数据及分类结果

参　数		检测结果	参考区间
血液分析仪	RBC	4.33×10^{12}/L	$(3.8 \sim 5.1) \times 10^{12}$/L
	Hb	97.0 g/L	$115 \sim 150$ g/L
	HCT	32.9%	$35\% \sim 45\%$
	MCV	75.9 fL	$82 \sim 100$ fL
	MCH	22.4 pg	$27 \sim 34$ pg
	MCHC	295 g/L	$316 \sim 354$ g/L
	RDW-SD	48.7 fL	$35.1 \sim 46.3$ fL
	RDW-CV	17.7%	$11.5\% \sim 14.5\%$
	WBC	39.15×10^9/L	$(3.5 \sim 9.5) \times 10^9$/L
	PLT	$1\,832 \times 10^9$/L	$(125 \sim 350) \times 10^9$/L
分　类	中性粒细胞	77.1%（30.16×10^9/L）	$(1.8 \sim 6.3) \times 10^9$/L
	淋巴细胞	16.3%（6.39×10^9/L）	$(1.1 \sim 3.2) \times 10^9$/L
	单核细胞	5.8%（2.28×10^9/L）	$(0.1 \sim 0.6) \times 10^9$/L
	嗜酸性粒细胞	0.7%（0.28×10^9/L）	$(0.02 \sim 0.52) \times 10^9$/L
	嗜碱性粒细胞	0.1%（0.04×10^9/L）	$(0.00 \sim 0.06) \times 10^9$/L

表4-5 案例78患者血涂片表现

血涂片	结　果
RBC	轻度大小不一
WBC	中性粒细胞增多
PLT	数量明显增多；部分成堆分布

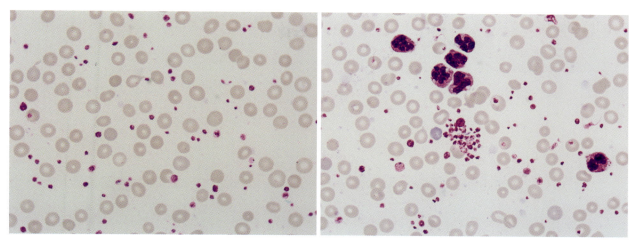

A.血小板数量明显增多　　　　　　　　　　　　B.血小板成堆分布

图4-2　案例78患者外周血涂片细胞形态

【问题】

1.鉴别诊断是什么?

　　基于鉴别诊断的需要，应做表4-6中的检查。

表4-6　案例78患者补充检查项目

项　目	结　果
骨髓涂片	骨髓增生极度活跃；巨核系增生明显活跃，以产板型居多，大部分胞体较大、核分叶较多，血小板明显增多，部分区域成堆分布
骨髓流式细胞术	CD34+原始/幼稚细胞占0.4%，其免疫表型未见明显异常；粒系相对比例正常，其免疫表型CD13、CD16、CD15、CD11b未见明显表达紊乱
分子生物学检测	JAK2 V617F突变

2.您的最终报告中是否有进一步检查建议?如果有，做哪些检查?

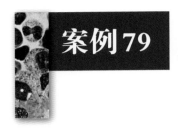

案例79

【病史】

71岁男性，双足小趾青紫伴疼痛。血液学检验结果详见表4-7、表4-8，外周血涂片形态见图4-3。

表4-7　案例79患者血液分析仪数据及分类结果

参　数		检测结果	参考区间
血液分析仪	RBC	2.58×10^{12}/L	$(4.3 \sim 5.8) \times 10^{12}$/L
	Hb	118.0 g/L	130 ~ 175 g/L
	HCT	38.4%	40% ~ 50%
	MCV	90.7 fL	82 ~ 100 fL
	MCH	27.9 pg	27 ~ 34 pg
	MCHC	307.7 g/L	316 ~ 354 g/L
	RDW-SD	48.7 fL	35.1 ~ 46.3 fL
	RDW-CV	20.9%	11.9% ~ 14.5%
	WBC	12.7×10^9/L	$(3.5 \sim 9.5) \times 10^9$/L
	PLT	512×10^9/L	$(125 \sim 350) \times 10^9$/L
分　类	中性粒细胞	84.0%（10.67×10^9/L）	$(1.8 \sim 6.3) \times 10^9$/L
	淋巴细胞	6.0%（0.76×10^9/L）	$(1.1 \sim 3.2) \times 10^9$/L
	单核细胞	5.0%（0.64×10^9/L）	$(0.1 \sim 0.6) \times 10^9$/L
	嗜酸性粒细胞	4.0%（0.51×10^9/L）	$(0.00 \sim 0.5) \times 10^9$/L
	嗜碱性粒细胞	1.0%（0.13×10^9/L）	$(0.00 \sim 0.1) \times 10^9$/L

表4-8　案例79患者血涂片表现

血涂片	结　果
RBC	大小不一，部分中央淡染区扩大
WBC	中性粒细胞增多
PLT	数量明显增多；部分成堆分布

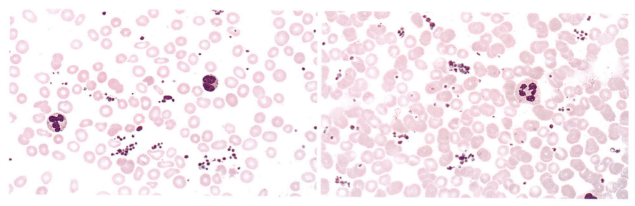

图4-3　案例79患者外周血涂片细胞形态

血小板成堆分布

【问题】

1.鉴别诊断是什么？

基于鉴别诊断的需要，应做表4-9中的检查。

表4-9　案例79患者补充检查项目

项　目	结　果
骨髓涂片	骨髓增生明显活跃，巨核系增生明显活跃，以产板型居多，大部分胞体较大、核分叶较多，血小板增多，部分区域成堆分布
骨髓活检	骨髓增生活跃，巨核系增生活跃，部分呈小簇状分布，巨核细胞体积增大，胞质丰富，核分叶过多
分子生物学检测	JACK2突变
细胞遗传学检测	Bcr/Abl1融合基因、CALR阴性

2.您的最终报告中是否有进一步检查建议？如果有，做哪些检查？

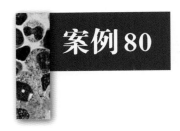

【病史】

75岁男性，反复腹泻20余天，发现血常规异常。血液学检验结果详见表4-10、表4-11，外周血涂片形态见图4-4。

表4-10 案例80患者血液分析仪数据及分类结果

参　数		检测结果	参考区间
血液分析仪	RBC	$5.09 \times 10^{12}/L$	$(4.3 \sim 5.8) \times 10^{12}/L$
	Hb	113 g/L	$130 \sim 175$ g/L
	HCT	43.4%	$40\% \sim 50\%$
	MCV	85.3 fL	$82 \sim 100$ fL
	MCH	27.7 pg	$27 \sim 34$ pg
	MCHC	325 g/L	$316 \sim 354$ g/L
	RDW-SD	40.6 fL	$35.1 \sim 46.3$ fL
	RDW-CV	10.6%	$11.9\% \sim 14.5\%$
	WBC	$6.53 \times 10^9/L$	$(3.5 \sim 9.5) \times 10^9/L$
	PLT	$861 \times 10^9/L$	$(125 \sim 350) \times 10^9/L$
分　类	中性粒细胞	53.0%（$3.46 \times 10^9/L$）	$(1.8 \sim 6.3) \times 10^9/L$
	淋巴细胞	33.0%（$2.15 \times 10^9/L$）	$(1.1 \sim 3.2) \times 10^9/L$
	单核细胞	7.0%（$0.46 \times 10^9/L$）	$(0.1 \sim 0.6) \times 10^9/L$
	嗜酸性粒细胞	5.0%（$0.33 \times 10^9/L$）	$(0.00 \sim 0.5) \times 10^9/L$
	嗜碱性粒细胞	2.0%（$0.13 \times 10^9/L$）	$(0.00 \sim 0.1) \times 10^9/L$

表4-11 案例80患者血涂片表现

血涂片	结　果
RBC	大小不一，中央淡染区扩大
WBC	中性粒细胞增多，嗜酸性粒细胞、嗜碱性粒细胞较易见
PLT	散在血小板明显增多

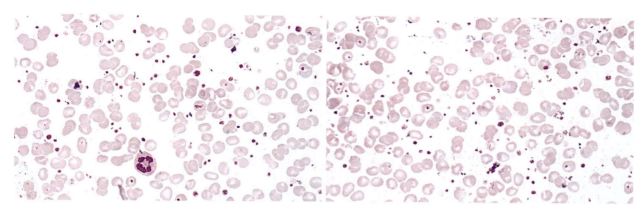

图4-4 案例80患者外周血涂片细胞形态

血小板明显增多

【问题】

1.鉴别诊断是什么？

基于鉴别诊断的需要，应做表4-12中的检查。

表4-12 案例80患者补充检查项目

项 目	结 果
骨髓涂片	骨髓增生明显活跃，巨核系增生活跃，分叶过多巨核细胞易见，成片、堆集血小板明显增多
骨髓活检	骨髓增生活跃，巨核系增生明显活跃，可见6～12个/高倍镜视野，细胞大小不等，分布不均，体积大，分叶多，核染色质疏松
分子生物学检测	*JAK2 V617F*突变
细胞遗传学检测	*Bcr/Abl1*融合基因、*CALR*阴性

2.您的最终报告中是否有进一步检查建议？如果有，做哪些检查？

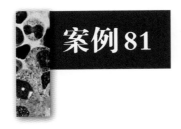

案例81

【病史】

69岁女性，外院多次检查血小板偏低。血液学检验结果详见表4-13、表4-14，外周血涂片形态见图4-5。

表4-13　案例81患者血液分析仪数据及分类结果

参　数		检测结果	参考区间
血液分析仪	RBC	4.54×10^{12}/L	$(4.3 \sim 5.8) \times 10^{12}$/L
	Hb	136 g/L	$130 \sim 175$ g/L
	HCT	46.5%	$40\% \sim 50\%$
	MCV	95.0 fL	$82 \sim 100$ fL
	MCH	30.3 pg	$27 \sim 34$ pg
	MCHC	319 g/L	$316 \sim 354$ g/L
	RDW-SD	45.4 fL	$35.1 \sim 46.3$ fL
	RDW-CV	19.2%	$11.9\% \sim 14.5\%$
	WBC	13.66×10^9/L	$(3.5 \sim 9.5) \times 10^9$/L
	PLT	37×10^9/L	$(125 \sim 350) \times 10^9$/L
分　类	中性粒细胞	69.8%（6.55×10^9/L）	$(1.8 \sim 6.3) \times 10^9$/L
	淋巴细胞	18.8%（1.76×10^9/L）	$(1.1 \sim 3.2) \times 10^9$/L
	单核细胞	10.9%（1.02×10^9/L）	$(0.1 \sim 0.6) \times 10^9$/L
	嗜酸性粒细胞	0.3%（0.03×10^9/L）	$(0.00 \sim 0.5) \times 10^9$/L
	嗜碱性粒细胞	0.2%（0.02×10^9/L）	$(0.00 \sim 0.1) \times 10^9$/L

表4-14　案例81患者血涂片表现

血涂片	结　果
RBC	数量和形态正常
WBC	数量和形态正常
PLT	可见成堆血小板

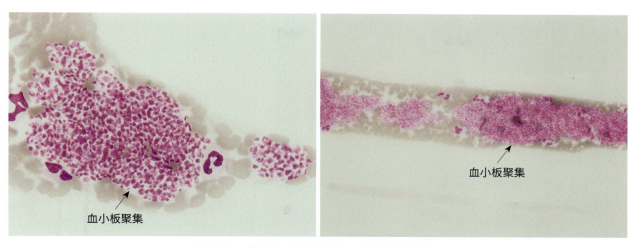

图4-5 案例81患者外周血涂片细胞形态

血小板聚集

【问题】

1. 鉴别诊断是什么？

基于鉴别诊断的需要，应做表4-15中的检查。

表4-15 案例81患者补充检查项目

项 目	检测结果	参考区间
纠正后血小板计数	$220 \times 10^9/L$	$(125 \sim 350) \times 10^9/L$

2. 您的最终报告中是否有进一步检查建议？如果有，做哪些检查？

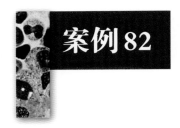

案例82

【病史】

34岁女性，体检血常规结果显示血小板低。血液学检验结果详见表4-16、表4-17，外周血涂片形态见图4-6。

表4-16 案例82患者血液分析仪数据及分类结果

参 数		检测结果	参考区间
血液分析仪	RBC	4.78×10^{12}/L	$(4.3 \sim 5.8) \times 10^{12}$/L
	Hb	154 g/L	$130 \sim 175$ g/L
	HCT	48.3%	$40\% \sim 50\%$
	MCV	88.3 fL	$82 \sim 100$ fL
	MCH	31.2 pg	$27 \sim 34$ pg
	MCHC	335 g/L	$316 \sim 354$ g/L
	RDW-SD	43.1 fL	$35.1 \sim 46.3$ fL
	RDW-CV	13.5%	$11.9\% \sim 14.5\%$
	WBC	13.66×10^9/L	$(3.5 \sim 9.5) \times 10^9$/L
	PLT	32×10^9/L	$(125 \sim 350) \times 10^9$/L
分 类	中性粒细胞	64.3% （5.53×10^9/L）	$(1.8 \sim 6.3) \times 10^9$/L
	淋巴细胞	16.8% （1.44×10^9/L）	$(1.1 \sim 3.2) \times 10^9$/L
	单核细胞	18.4% （1.58×10^9/L）	$(0.1 \sim 0.6) \times 10^9$/L
	嗜酸性粒细胞	0.4% （0.03×10^9/L）	$(0.00 \sim 0.5) \times 10^9$/L
	嗜碱性粒细胞	0.1% （0.01×10^9/L）	$(0.00 \sim 0.1) \times 10^9$/L

表4-17 案例82患者血涂片表现

血涂片	结 果
RBC	数量和形态正常
WBC	数量和形态正常
PLT	可见成堆及成簇血小板

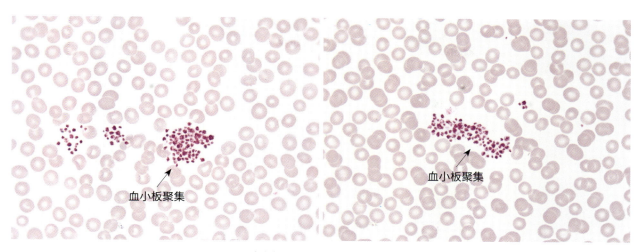

图4-6 案例82患者外周血涂片细胞形态

血小板聚集

【问题】

1.鉴别诊断是什么？

基于鉴别诊断的需要，应做表4-18中的检查。

表4-18 案例82患者补充检查项目

项 目	检测结果	参考区间
纠正后血小板计数	$125 \times 10^9/L$	$(125 \sim 350) \times 10^9/L$

2.您的最终报告中是否有进一步检查建议？如果有，做哪些检查？

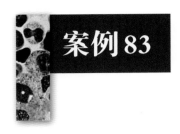

案例83

【病史】

78岁男性，口腔黏膜出血。血液学检验结果详见表4-19、表4-20，外周血涂片形态见图4-7。

表4-19　案例83患者血液分析仪数据及分类结果

参　数		检测结果	参考区间
血液分析仪	RBC	3.12×10^{12}/L	$(4.3 \sim 5.8) \times 10^{12}$/L
	Hb	103.0 g/L	$130 \sim 175$ g/L
	HCT	29.4%	$40\% \sim 50\%$
	MCV	94.1 fL	$82 \sim 100$ fL
	MCH	32.9 pg	$27 \sim 34$ pg
	MCHC	350 g/L	$316 \sim 354$ g/L
	RDW-SD	43.7 fL	$35.1 \sim 46.3$ fL
	RDW-CV	12.9%	$11.5\% \sim 14.5\%$
	WBC	5.74×10^9/L	$(3.5 \sim 9.5) \times 10^9$/L
	PLT	1×10^9/L	$(125 \sim 350) \times 10^9$/L
分　类	中性粒细胞	71.4%（4.09×10^9/L）	$(1.8 \sim 6.3) \times 10^9$/L
	淋巴细胞	19.1%（1.1×10^9/L）	$(1.1 \sim 3.2) \times 10^9$/L
	单核细胞	8.1%（0.47×10^9/L）	$(0.1 \sim 0.6) \times 10^9$/L
	嗜酸性粒细胞	1.1%（0.06×10^9/L）	$(0.02 \sim 0.52) \times 10^9$/L
	嗜碱性粒细胞	0.3%（0.02×10^9/L）	$(0.00 \sim 0.06) \times 10^9$/L

表4-20　案例83患者血涂片表现

血涂片	结　果
RBC	轻度大小不一
WBC	数量和形态正常
PLT	罕见

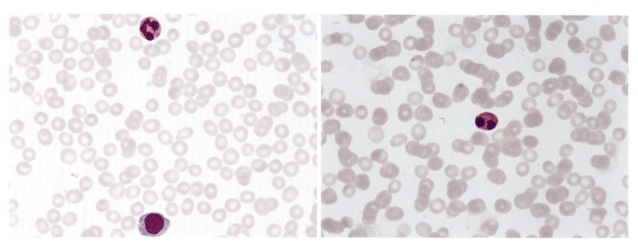

图4-7 案例83患者外周血涂片细胞形态

血小板罕见

【问题】

1.鉴别诊断是什么？

基于鉴别诊断的需要，应做表4-21中的检查。

表4-21 案例83患者补充检查项目

项 目	结 果
骨髓涂片	骨髓增生活跃；巨核系增生活跃，以颗粒型为主，未见产板型
骨髓流式细胞术	CD34+原始/幼稚细胞占0.5%，其免疫表型未见明显异常；粒系相对比例正常，其免疫表型CD13、CD16、CD15、CD11b未见明显表达紊乱

2.您的最终报告中是否有进一步检查建议？如果有，做哪些检查？

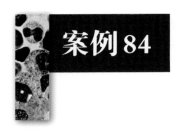

【病史】

51岁女性，无明显诱因下出现四肢多发瘀点、瘀斑。血液学检验结果详见表4-22、表4-23，外周血涂片形态见图4-8。

表4-22　案例84患者血液分析仪数据及分类结果

参　数		检测结果	参考区间
血液分析仪	RBC	$3.82 \times 10^{12}/L$	$(3.8 \sim 5.1) \times 10^{12}/L$
	Hb	120.0 g/L	$115 \sim 150$ g/L
	HCT	36.3%	35% $\sim$ 45%
	MCV	95.0 fL	$82 \sim 100$ fL
	MCH	31.4 pg	$27 \sim 34$ pg
	MCHC	331 g/L	$316 \sim 354$ g/L
	RDW-SD	45.0 fL	$35.1 \sim 46.3$ fL
	RDW-CV	13.2%	11.5% $\sim$ 14.5%
	WBC	$4.53 \times 10^9/L$	$(3.5 \sim 9.5) \times 10^9/L$
	PLT	$5 \times 10^9/L$	$(125 \sim 350) \times 10^9/L$
分　类	中性粒细胞	50.3%（$2.28 \times 10^9/L$）	$(1.8 \sim 6.3) \times 10^9/L$
	淋巴细胞	40.2%（$1.82 \times 10^9/L$）	$(1.1 \sim 3.2) \times 10^9/L$
	单核细胞	6.8%（$0.31 \times 10^9/L$）	$(0.1 \sim 0.6) \times 10^9/L$
	嗜酸性粒细胞	2.2%（$0.10 \times 10^9/L$）	$(0.02 \sim 0.52) \times 10^9/L$
	嗜碱性粒细胞	0.5%（$0.02 \times 10^9/L$）	$(0.00 \sim 0.06) \times 10^9/L$

表4-23　案例84患者血涂片表现

血涂片	结　果
RBC	数量和形态正常
WBC	偶见异型淋巴细胞
PLT	数量明显减少

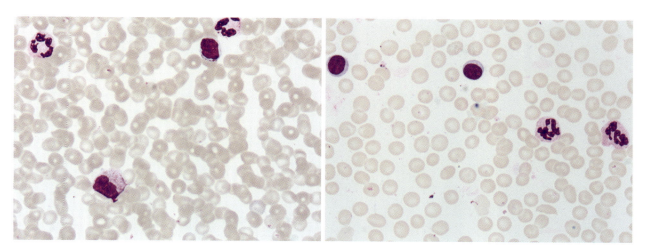

图4-8　案例84患者外周血涂片细胞形态

血小板数量减少

【问题】

1.鉴别诊断是什么？

基于鉴别诊断的需要，应做表4-24中的检查。

表4-24　案例84患者补充检查项目

项　目	结　果
骨髓涂片	骨髓增生活跃，巨核系增生活跃，以颗粒型为主，未见产板型
骨髓流式细胞术	CD34+原始/幼稚细胞占0.1%，其免疫表型未见明显异常；粒系相对比例正常，其免疫表型CD13、CD16、CD15、CD11b未见明显表达紊乱

2.您的最终报告中是否有进一步检查建议？如果有，做哪些检查？

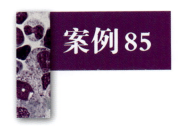

案例85

【病史】

86岁男性，下肢淤点、瘀斑。血液学检验结果详见表4-25、表4-26，外周血涂片形态见图4-9。

表4-25　案例85患者血液分析仪数据及分类结果

参 数		检测结果	参考区间
血液分析仪	RBC	$4.15 \times 10^{12}/L$	$(4.3 \sim 5.8) \times 10^{12}/L$
	Hb	128.0 g/L	130 ~ 175 g/L
	HCT	39.0%	40% ~ 50%
	MCV	94.1 fL	82 ~ 100 fL
	MCH	30.9 pg	27 ~ 34 pg
	MCHC	328 g/L	316 ~ 354 g/L
	RDW-SD	53.0 fL	35.1 ~ 46.3 fL
	RDW-CV	15.5%	11.5% ~ 14.5%
	WBC	$9.99 \times 10^9/L$	$(3.5 \sim 9.5) \times 10^9/L$
	PLT	$1 \times 10^9/L$	$(125 \sim 350) \times 10^9/L$
分 类	中性粒细胞	86.4%（$8.63 \times 10^9/L$）	$(1.8 \sim 6.3) \times 10^9/L$
	淋巴细胞	8.1%（$0.81 \times 10^9/L$）	$(1.1 \sim 3.2) \times 10^9/L$
	单核细胞	5.5%（$0.55 \times 10^9/L$）	$(0.1 \sim 0.6) \times 10^9/L$
	嗜酸性粒细胞	0.0%（$0.00 \times 10^9/L$）	$(0.02 \sim 0.52) \times 10^9/L$
	嗜碱性粒细胞	0.0%（$0.00 \times 10^9/L$）	$(0.00 \sim 0.06) \times 10^9/L$

表4-26　案例85患者血涂片表现

血涂片	结 果
RBC	数量和形态正常
WBC	数量和形态正常
PLT	数量明显减少

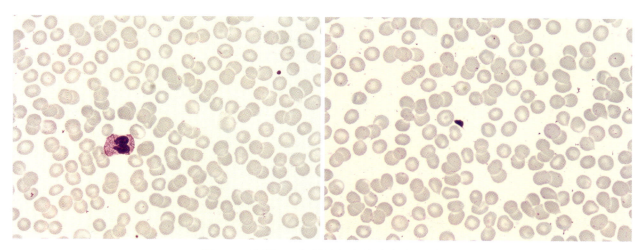

图4-9 案例85患者外周血涂片细胞形态

血小板数量明显减少

【问题】

1.鉴别诊断是什么？

基于鉴别诊断的需要，应做表4-27中的检查。

表4-27 案例85患者补充检查项目

项 目	结 果
骨髓涂片	骨髓增生活跃，巨核系增生活跃，以颗粒型为主，未见产板型
骨髓流式细胞术	CD34+原始/幼稚细胞占0.05%，其免疫表型未见明显异常；粒系相对比例增多，其免疫表型CD13、CD16、CD15、CD11b未见明显表达紊乱

2.您的最终报告中是否有进一步检查建议？如果有，做哪些检查？

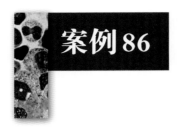

案例86

【病史】

69岁女性，头晕、头麻半天。血液学检验结果详见表4-28、表4-29，外周血涂片形态见图4-10。

表4-28　案例86患者血液分析仪数据及分类结果

参　数		检测结果	参考区间
血液分析仪	RBC	$4.18 \times 10^{12}/L$	$(4.3 \sim 5.8) \times 10^{12}/L$
	Hb	130.0 g/L	$130 \sim 175$ g/L
	HCT	39.6%	$40\% \sim 50\%$
	MCV	94.9 fL	$82 \sim 100$ fL
	MCH	31.2 pg	$27 \sim 34$ pg
	MCHC	329 g/L	$316 \sim 354$ g/L
	RDW-SD	45.9 fL	$35.1 \sim 46.3$ fL
	RDW-CV	13.3%	$11.5\% \sim 14.5\%$
	WBC	$15.91 \times 10^9/L$	$(3.5 \sim 9.5) \times 10^9/L$
	PLT	$91 \times 10^9/L$	$(125 \sim 350) \times 10^9/L$
分　类	中性粒细胞	14.0% （$2.23 \times 10^9/L$）	$(1.8 \sim 6.3) \times 10^9/L$
	淋巴细胞	83.0% （$13.21 \times 10^9/L$）	$(1.1 \sim 3.2) \times 10^9/L$
	单核细胞	3.0% （$0.47 \times 10^9/L$）	$(0.1 \sim 0.6) \times 10^9/L$
	嗜酸性粒细胞	0.0% （$0.00 \times 10^9/L$）	$(0.02 \sim 0.52) \times 10^9/L$
	嗜碱性粒细胞	0.0% （$0.00 \times 10^9/L$）	$(0.00 \sim 0.06) \times 10^9/L$

表4-29　案例86患者血涂片表现

血涂片	结　果
RBC	形态大致正常
WBC	小淋巴细胞增多，中性粒细胞易见血小板卫星现象
PLT	血小板卫星现象

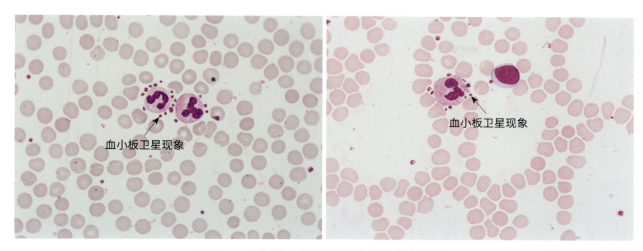

图4-10 案例86患者外周血涂片细胞形态

血小板卫星现象

【问题】

1.鉴别诊断是什么？

基于鉴别诊断的需要，应做表4-30中的检查。

表4-30 案例86患者补充检查项目

项 目	检测结果	参考区间
纠正后血小板计数	201×10^9/L	$(125 \sim 350) \times 10^9$/L

2.您的最终报告中是否有进一步检查建议？如果有，做哪些检查？

案例问题参考答案

第二章 红细胞案例

案例1

1. 无需鉴别诊断。

2. 无需进一步检查。

最终诊断： 缺铁性贫血。

案例2

1. 无需鉴别诊断。

2. 无需进一步检查。

最终诊断： 缺铁性贫血。

案例3

1. 地中海贫血。

2. 无需进一步检查。

最终诊断： 地中海贫血。

案例4

1. 巨幼细胞贫血。

2. 无需进一步检查。

最终诊断： 巨幼细胞贫血。

案例5

1. 巨幼细胞贫血。

2. 无需进一步检查。

最终诊断： 巨幼细胞贫血。

案例6

1. 巨幼细胞贫血。

2. 无需进一步检查。

最终诊断： 巨幼细胞贫血。

案例7

1. 巨幼细胞贫血（维生素B_{12}缺乏）。

2. 无需进一步检查。

最终诊断： 营养性贫血（维生素B_{12}缺乏）。

案例8

1. PRCA。

2. 有，建议做骨髓活检。

最终诊断： PRCA。

案例 9

1. PRCA。
2. 有，建议做骨髓活检。
最终诊断： PRCA。

案例 10

1. 溶血性贫血；缺铁性贫血。
2. 无需进一步检查。
最终诊断： 溶血性贫血；缺铁性贫血。

案例 11

1. 溶血性贫血。
2. 无需进一步检查。
最终诊断： 溶血性贫血。

案例 12

1. 原发性 PV。
2. 无需进一步检查。
最终诊断： 原发性 PV。

案例 13

1. 原发性 PV。
2. 无需进一步检查。
最终诊断： 原发性 PV。

案例 14

1. 急性肾功能衰竭。
2. 无需进一步检查。
最终诊断： 急性肾功能衰竭。

案例 15

1. 正细胞正色素性贫血。
2. 无需进一步检查。
最终诊断： 慢性肾功能不全。

案例 16

1. 肝病。
2. 无需进一步检查。
最终诊断： 肝损伤。

第三章　白细胞案例

案例17

1. 社区获得性肺炎。

2. 无需进一步检查。

最终诊断：社区获得性肺炎。

案例18

1. 菌血症。

2. 无需进一步检查。

最终诊断：迟缓埃格特菌败血症。

案例19

1. 重症肺炎，Ⅰ型呼吸衰竭。

2. 无需进一步检查。

最终诊断：重症肺炎，Ⅰ型呼吸衰竭。

案例20

1. 病毒感染。

2. 无需进一步检查。

最终诊断：IM。

案例21

1. 病毒感染。

2. 有，建议完善肝功能检查。

最终诊断：IM。

案例22

1. 呼吸道感染。

2. 有，建议完善肝功能检查。

最终诊断：IM。

案例23

1. 支气管哮喘急性发作；反应性嗜酸性粒细胞增多症。

2. 无需进一步检查。

最终诊断：支气管哮喘急性发作；反应性嗜酸性粒细胞增多症。

案例24

1. 反应性嗜酸性粒细胞增多症；ITP。

2. 无需进一步检查。

最终诊断：反应性嗜酸性粒细胞增多症；ITP。

案例25

1. AML。
2. 无需进一步检查。

最终诊断： AML伴t（8；21）（q22；q22）；*RUNX-RUNX1T1*。

案例26

1. AML。
2. 无需进一步检查。

最终诊断： AML伴*RUNX1*突变。

注：杯口细胞常见于AML伴*NPM1*突变。

案例27

1. AML。
2. 无需进一步检查。

最终诊断： AML伴inv（16）（p13.1；q22）。

案例28

1. APL。
2. 无需进一步检查。

最终诊断： 急性早幼粒细胞白血病伴t（15；17）（q24；q21）；*PML-RARα*。

案例29

1. APL。
2. 无需进一步检查。

最终诊断： APL伴t（15；17）（q24；q21）；*PML-RARα*。

案例30

1. MDS；APL。
2. 无需进一步检查。

最终诊断： APL伴t（15；17）（q24；q21）；*PML-RARα*。

案例31

1. AML。
2. 无需进一步检查。

最终诊断： AML伴*NPM1*突变。

案例32

1. AML。
2. 无需进一步检查。

最终诊断： AML伴*CEBPA*双等位基因突变。

案例 33

1. AML。

2. 无需进一步检查。

最终诊断： AML 伴 *CEBPA* 双等位基因突变。

案例 34

1. AML。

2. 无需进一步检查。

最终诊断： 非特指的 AML：AML 伴成熟特征。

案例 35

1. AML。

2. 无需进一步检查。

最终诊断： 非特指的 AML：急性粒－单核细胞白血病。

案例 36

1. AML。

2. 无需进一步检查。

最终诊断： 非特指的 AML：急性粒－单核细胞白血病。

案例 37

1. AML。

2. 无需进一步检查。

最终诊断： 非特指的 AML：急性粒－单核细胞白血病。

案例 38

1. AML。

2. 无需进一步检查。

最终诊断： 非特指的 AML：急性粒－单核细胞白血病。

案例 39

1. AML。

2. 无需进一步检查。

最终诊断： 非特指的 AML：急性原始单核细胞和单核细胞白血病。

案例 40

1. AML。

2. 无需进一步检查。

最终诊断： 非特指的 AML：急性原始单核细胞和单核细胞白血病。

案例 41

1. 混合表型急性白血病。
2. 无需进一步检查。

最终诊断：系列不明的急性白血病：混合表型急性白血病伴 t（9；22）（q34；q11.2）；*Bcr/Abl1* 融合基因。

案例 42

1. ALL。
2. 无需进一步检查。

最终诊断：ALL。

案例 43

1. ALL。
2. 无需进一步检查。

最终诊断：ALL。

案例 44

1. MDS；巨幼细胞贫血待查。
2. 无需进一步检查。

最终诊断：MDS 伴 MDS-LB。

案例 45

1. MDS。
2. 无需进一步检查。

最终诊断：MDS-biTP53。

案例 46

1. MDS。
2. 无需进一步检查。

最终诊断：MDS-biTP53。

案例 47

1. MDS。
2. 无需进一步检查。

最终诊断：MDS-IB1。

案例 48

1. MDS。
2. 无需进一步检查。

最终诊断：MDS-IB1。

案例 49

1. MDS。

2. 无需进一步检查。

最终诊断: MDS-biTP53。

案例 50

1. MDS。

2. 无需进一步检查。

最终诊断: MDS-SF3B1。

案例 51

1. MDS/MPN。

2. 无需进一步检查。

最终诊断: CMML。

案例 52

1. MDS/MPN。

2. 无需进一步检查。

最终诊断: CMML。

案例 53

1. MPN。

2. 无需进一步检查。

最终诊断: CML。

案例 54

1. MPN。

2. 无需进一步检查。

最终诊断: CML。

案例 55

1. MPN。

2. 无需进一步检查。

最终诊断: CML。

案例 56

1. MPN。

2. 无需进一步检查。

最终诊断: MPN-U。

案例 57

1. 慢性骨髓增殖性疾病。
2. 有，建议进一步做组织病理学检查。

最终诊断：慢性骨髓增殖性疾病（不能分型）。

案例 58

1. CLL/SLL。
2. 无需进一步检查。

最终诊断：CLL/SLL。

案例 59

1. CLL/SLL。
2. 无需进一步检查。

最终诊断：CLL/SLL。

案例 60

1. CLL/SLL。
2. 无需进一步检查。

最终诊断：CLL/SLL。

案例 61

1. CLL/SLL。
2. 有，建议进一步做骨髓检查。因患者拒绝骨穿，外周血流式细胞术及细胞形态提示 CLL/SLL。

最终诊断：CLL/SLL。

案例 62

1. CLL/SLL。
2. 无需进一步检查。

最终诊断：CLL/SLL。

案例 63

1. HCL。
2. 无需进一步检查。

最终诊断：HCL。

案例 64

1. 淋巴瘤。
2. 有，建议进一步做骨髓活检。

最终诊断：弥漫大 B 淋巴瘤。

案例65

1. 淋巴瘤。
2. 无需进一步检查。

最终诊断：弥漫大B淋巴瘤。

案例66

1. T细胞淋巴瘤白血病。
2. 无需进一步检查。

最终诊断：T细胞淋巴瘤白血病。

案例67

1. T细胞淋巴瘤白血病。
2. 无需进一步检查。

最终诊断：T细胞淋巴瘤白血病。

案例68

1. 淋巴瘤细胞白血病。
2. 有，如需进一步分型，还需做骨髓检查。

最终诊断：B细胞淋巴瘤白血病。

案例69

1. 淋巴瘤细胞白血病。
2. 无需进一步检查。

最终诊断：B细胞淋巴瘤白血病。

案例70

1. 淋巴瘤细胞白血病。
2. 有，如需进一步分型，还需做骨髓检查。

最终诊断：淋巴瘤细胞白血病。

案例71

1. 套细胞淋巴瘤。
2. 无需进一步检查。

最终诊断：套细胞淋巴瘤。

案例72

1. 边缘区淋巴瘤；B细胞增殖性疾病。
2. 有，如需进一步分型，还需做骨髓活检、细胞遗传学检测。

最终诊断：B细胞增殖性疾病。

案例73

1. 淋巴浆细胞淋巴瘤/巨球蛋白血症。
2. 有，建议进一步做血清蛋白和免疫固定电泳检查（附表1）。

附表1　案例73患者进一步检查项目

项　目		结　果	参考区间
血清蛋白	总蛋白	79.3 g/L	65 ～ 85 g/L
	白蛋白	31.9 g/L	40 ～ 55 g/L
	球蛋白	47.4 g/L	20 ～ 40 g/L
	免疫球蛋白A	0.28 g/L	0.7 ～ 4 g/L
	免疫球蛋白G	7.13 g/L	7 ～ 16 g/L
	免疫球蛋白M	32.00 g/L	0.4 ～ 2.3 g/L
	免疫球蛋白E	7.33 IU/mL	0 ～ 100 IU/mL
	免疫球蛋白κ型轻链	4.84 g/L	1.7 ～ 3.7 g/L
	免疫球蛋白λ型轻链	0.63 g/L	0.9 ～ 2.1 g/L
	血β2-微球蛋白	7.80 mg/L	1.09 ～ 2.53 mg/L
免疫固定电泳		IgM κ型	—

最终诊断：淋巴浆细胞淋巴瘤/巨球蛋白血症。

案例74

1. 淋巴浆细胞淋巴瘤/巨球蛋白血症。
2. 有，建议进一步做血清蛋白、免疫固定电泳检查（附表2），以及血液黏度检查。

附表2　案例74患者进一步检查项目

项　目		结　果	参考区间
血清蛋白	总蛋白	95.9 g/L	65 ～ 85 g/L
	白蛋白	35.2 g/L	40 ～ 55 g/L
	球蛋白	60.7 g/L	20 ～ 40 g/L
	免疫球蛋白A	0.63 g/L	0.7 ～ 4 g/L
	免疫球蛋白G	6.73 g/L	7 ～ 16 g/L
	免疫球蛋白M	51.50 g/L	0.4 ～ 2.3 g/L
	免疫球蛋白E	23.6 IU/mL	0 ～ 100 IU/mL
	免疫球蛋白κ型轻链	8.41 g/L	1.7 ～ 3.7 g/L
	免疫球蛋白λ型轻链	0.91 g/L	0.9 ～ 2.1 g/L
	血β2-微球蛋白	7.80 mg/L	1.09 ～ 2.53 mg/L
免疫固定电泳		IgM κ型	—

最终诊断：淋巴浆细胞淋巴瘤/巨球蛋白血症。

案例75

1. MM。

2. 有，建议进一步做血清蛋白和免疫固定电泳检查（附表3）。

附表3　案例75患者进一步检查项目

项　目		结　果	参考区间
血清蛋白	总蛋白	115.4 g/L	65 ～ 85 g/L
	白蛋白	25.3 g/L	40 ～ 55 g/L
	球蛋白	90.1 g/L	20 ～ 40 g/L
	免疫球蛋白A	0.26 g/L	0.7 ～ 4 g/L
	免疫球蛋白G	85.90 g/L	7 ～ 16 g/L
	免疫球蛋白M	0.19 g/L	0.4 ～ 2.3 g/L
	免疫球蛋白E	4.45 IU/mL	0 ～ 100 IU/mL
	免疫球蛋白κ型轻链	0.21 g/L	1.7 ～ 3.7 g/L
	免疫球蛋白λ型轻链	22.60 g/L	0.9 ～ 2.1 g/L
	血β2-微球蛋白	17.30 mg/L	1.09 ～ 2.53 mg/L
免疫固定电泳		IgG λ型	—

最终诊断： MM（IgG λ型）。

案例76

1. MM。

2. 有，建议进一步做血清蛋白和免疫固定电泳检查（附表4）。

附表4　案例76患者进一步检查项目

项　目		结　果	参考区间
血清蛋白	总蛋白	94.9 g/L	65 ～ 85 g/L
	白蛋白	26.4 g/L	40 ～ 55 g/L
	球蛋白	68.5 g/L	20 ～ 40 g/L
	免疫球蛋白A	0.50 g/L	0.7 ～ 4 g/L
	免疫球蛋白G	63.9 g/L	7 ～ 16 g/L
	免疫球蛋白M	0.30 g/L	0.4 ～ 2.3 g/L
	免疫球蛋白E	＜ 4.86 IU/mL	0 ～ 100 IU/mL
	免疫球蛋白κ型轻链	21.58 g/L	1.7 ～ 3.7 g/L
	免疫球蛋白λ型轻链	0.30 g/L	0.9 ～ 2.1 g/L
	血β2-微球蛋白	11.94 mg/L	1.09 ～ 2.53 mg/L
免疫固定电泳		IgG κ型	—

最终诊断： MM（IgG κ型）。

第四章　血小板案例

案例77

1. ET。

2. 有，建议进一步做骨髓涂片检查。

最终诊断: ET。

案例78

1. ET。

2. 无需进一步检查。

最终诊断: ET。

案例79

1. ET、继发性骨髓纤维化。

2. 无需进一步检查。

最终诊断: ET。

案例80

1. ET。

2. 无需进一步检查。

最终诊断: ET。

案例81

1. EDTA依赖性假性血小板减少症。

2. 无需进一步检查。

最终诊断: EDTA依赖性假性血小板减少症。

案例82

1. EDTA依赖性假性血小板减少症。

2. 无需进一步检查。

最终诊断: EDTA依赖性假性血小板减少症。

案例83

1. ITP。

2. 无需进一步检查。

最终诊断: ITP。

案例84

1. ITP。

2. 无需进一步检查。

最终诊断: ITP。

案例85

1. ITP。
2. 无需进一步检查。
最终诊断： ITP。

案例86

1. 血小板假性减少。
2. 无需进一步检查。
最终诊断： 血小板卫星现象导致血小板假性减少。